அப்பெண்டிசைடிஸ் முதல் மூலம் வரை மருத்துவம்

பேராசிரியர் டாக்டர் ந. ஜூனியர் சுந்தரேஷ்
எம்.எஸ்., எப்.ஏ.சி.எஸ் (யுஎஸ்ஏ)., டி.எம்.எஸ்., யூ.டி.எஸ்., (பிரான்ஸ்) எப்.ஆர்.சி.எஸ்; (கிளாஸ்கோ)
பேராசிரியர், அறுவைசிகிச்சை மருத்துவத்துறை,
உள்நோக்கி, துளை அறுவைசிகிச்சை மருத்துவ நிபுணர்
இராஜா முத்தையா மருத்துவக் கல்லூரி.
அண்ணாமலைப் பல்கலைக்கழகம், சிதம்பரம்.

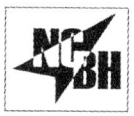

நியூ செஞ்சுரி புக் ஹவுஸ் (பி) லிட்.,
41-பி, சிட்கோ இண்டஸ்டிரியல் எஸ்டேட்,
அம்பத்தூர், சென்னை- 600 050.
☎: 044 - 26251968, 26258410, 48601884

Language: Tamil
Appendicitis Muthal Moolam Varai Maruthuvam

Author: **Prof. Dr. N. Junior Sundaresh**
First Edition: June, 2022
Copyright: **N. Junior Sundaresh**
No. of pages: 94
Publisher:
New Century Book House Pvt. Ltd.,
41-B, SIDCO Industrial Estate,
Ambattur, Chennai - 600 050.
Tamilnadu State, India.
email: info@ncbh.in
Online: www.ncbhpublisher.in

ISBN: 978-81-2344-279-2
Code No. A 4632
₹ 110/-

Branches

Ambattur (H.O.) 044 - 26359906 **Spenzer Plaza (Chennai)** 044-28490027
Trichy 0431-2700885 **Pudukkottai** 04322- 227773 **Thanjavur** 04362-231371
Tirunelveli 0462-4210990, 2323990 **Madurai** 0452 2344106, 4374106
Dindigul 0451-2432172 **Coimbatore** 0422-2380554 **Erode** 0424-2256667
Salem 0427-2450817 **Hosur** 04344-245726 **Krishnagiri** 0434-3234387
Ooty 0423 2441743 **Vellore** 0416-2234495 **Villupuram** 04146-227800
Pondicherry 0413-2280101 **Nagercoil** 04652-234990

அப்பென்டிசைடிஸ் முதல் மூலம் வரை
மருத்துவம்

ஆசிரியர்: **பேரா. டாக்டர் ந. ஜூனியர் சுந்தரேஷ்**
முதல் பதிப்பு: ஜூன், 2022

அச்சிட்டோர்: **பாவை பிரிண்டர்ஸ் (பி) லிட்.,**
16 (142), ஜானி ஜான் கான் சாலை, இராயப்பேட்டை, சென்னை - 14
☎: 044-28482441

All rights reserved. No part of this book may be reprinted or reproduced or utilised in any form or by any electronic, mechanical, or other means, now known or hereafter invented, including photocopying and recording, or in any information storage or retrieval system, without permission in writing from the publishers.

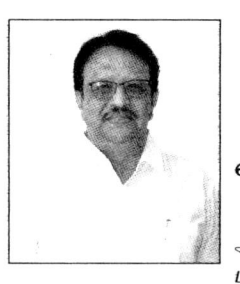

நற்றமிழ் நாவலர்

அணிந்துரை

வணக்கம்,

தஞ்சை நகரில் வாழும் மருத்துவர் சு.நரேந்திரன் அவர்களை தமிழ் கூறும் நல்லுலகு நன்கு அறியும். மருத்துவ உலகில் மட்டுமின்றி இலக்கிய உலகிலும் தடம் பதித்து நடப்பவர். தனக்கென ஒரு தனி முத்திரையை முத்தாய்ப்பாக மொழி உலகிலும், அறிவியல் மற்றும் இலக்கிய உலகிலும் நிலைநாட்டி நிற்பவர்.

'தந்தை எவ்வழியோ தனயன் அவ்வழி' என்பது நம் வழக்கு. அவ்வழக்கிற்கு ஏற்ப இவரது அருமைத் திருமகனார் பேராசிரியர் டாக்டர் ந.ஜூனியர் சுந்தரேஷ் அவர்களும் திகழ்ந்து வருவது மகிழ்ச்சியளிக்கிறது. இவர், சிதம்பரம் அண்ணாமலைப் பல்கலைக் கழகத்தில் அறுவைசிகிச்சை மருத்துவத்துறை நிபுணராக மருத்துவக் கல்லூரியில் சீரிய முறையில் பணியாற்றும் எழுத்தாற்றல் மிக்க மருத்துவர்.

தாம் கற்ற மருத்துவக் கல்வியை அதுவும் குறிப்பாக வாய் முதல் ஆசனவாய் வரை அன்றாடம் உண்டாகும் நோய்கள் குறித்தும் அதற்கு உள்ள தீர்வுகள் குறித்தும் பாமர மக்களும் அறியும் வகையில் நூல்களாக ஆக்கியிருப்பது மகத்தான பணியாகும்.

இன்று பெருகி வரும் நோய்கள் சமுதாயத்தில் மக்களிடம் ஏற்படுவதற்கும், அதனால் உண்டாகும் இன்னல்கள், மரணங்கள் இவைகளுக்கு விழிப்புணர்வு இல்லாமையும் ஒரு காரணம் ஆகும்.

மக்களிடம் வாய் முதல் ஆசன உணவுப் பாதையில் ஏற்படும் நோய்கள் குறித்து எளிய முறையில் அனைவரும் புரிந்துகொள்ளும் வண்ணம் இதில் எழுதியிருப்பது சிறப்பு.

"நோயற்ற வாழ்வே குறைவற்ற செல்வம்"

"இயற்கையோடு இயைந்து வாழ்"

"தன் சுத்தமும் சுற்றுப்புற சுத்தமும்"

என்கிற சொற்றொடர்களின் அவசியத்தை ஒவ்வொருவரும் உணர வேண்டியது அவசியம் என்பதை இதில் வலியுறுத்துகிறார்.

எளிய நடை இனிய தமிழில் அவசியமான கருத்துகளைத் தெரிந்து கொள்ள வேண்டியவைகளை தாய்த் தமிழில் தந்துள்ள இவரது பணியைப் பாராட்டி மகிழ்கிறேன்.

1. வாய்ப்புண் முதல் மலச்சிக்கல் வரை
2. நெஞ்செரிவு முதல் வயிற்றுப்புண் வரை
3. பித்தப்பை முதல் கணைய வீக்கம் வரை
4. அப்பெண்டிசைடிஸ் முதல் மூலம் வரை

என மனிதர்கள் வாழ்வில் சந்திக்கும் உணவு மண்டலத்தின் மிக முக்கிய நோய்கள் குறித்து இந்த நான்கு நூல்களிலும் தெளிவாக, விளக்கமாக எழுதியுள்ளார்.

நான் இந்த நோய்கள் குறித்து மருத்துவம் பயின்றபோது, "பெய்லி அண்ட் லவ்" என்கிற ஆங்கில நூலில் படித்தேன். இந்த நூல்களின் ஆசிரியர் மேற்சொன்ன நூல் மட்டுமின்றி அறுவை சிகிச்சை குறித்து எழுதப்பட்ட பல ஆங்கில நூல்களைப் படித்து, அதைத் தமிழில் எளிமையாக்கித் தந்துள்ளார்கள்.

உதாரணத்திற்கு ஒன்றைச் சொல்லும்போது 'நெஞ்செரிச்சல்' என்பது இன்று அன்றாடம் பல இலட்சம் மக்கள் சந்திக்கும் ஒரு பிரச்சனையாக உள்ளது.

இது குறித்து எழுதுகின்றபோது எதனால் அது ஏற்படுகிறது என்றும், எவ்விதம் எப்படி அது ஏற்படுகிறது என்றும் மிகவும் தெளிவாக அனைவரும் படித்தால் புரியும்படி தந்துள்ளார்.

நலமான மனித வாழ்விற்கு 'உணவே மருந்து' என்று நமது சித்தர்கள் சொல்லிச் சென்ற செய்திகளையும் நம் வாழ்க்கையில் நாம் உண்ணும் முறையிலேயே பல நோய்களைத் தவிர்க்கலாம் என்பதையும் மருத்துவர் ந.ஜூனியர் சுந்தரேஷ் விளக்கியுள்ளார்.

நமது பாரம்பரிய உணவுகளை, இயற்கை உணவுகளை, சரிவிகிதமாய் உண்பதே சாலச் சிறந்தது. துரித உணவு வகைகளையும் செயற்கை குளிர்பானங்களையும் தவிர்த்தலின் அவசியம் பற்றியும் கூறியிருப்பது இன்றைய தலைமுறையினருக்கு நல்ல விழிப்புணர்வாகும்.

வயிற்றுப் போக்கு ஏற்பட மிக முக்கியக் காரணம், நாம் உண்ணும் உணவின் சுத்தமின்மையே என்பதைச் சொல்லி அதற்கான மற்ற காரணங்கள், அறிகுறிகள், தடுக்கும் வழிகளையும் விளக்கியுள்ளார்.

"சுத்தமில்லா நீரைக் குடிக்காதே"

"சுகாதாரம் இல்லாத இடம் வசிக்காதே"

என்பனவற்றின் அவசியம் இதில் உணர்த்தப்படுகிறது.

ஊட்டச்சத்துக் குறைபாடு, தாய்ப்பாலின் அவசியம், இவை பற்றியும் நோய் எதிர்ப்பு சக்தி ஏன் குறைகிறது என்பது பற்றியும் சொல்லத் தவறவில்லை.

உணவுக் குழாயில் விழுங்குதலின்போது ஏற்படும் தடங்கலுக்கு என்னென்ன பரிசோதனைகள் அவசியம் என்பது குறித்தும் விளக்கியுள்ள இந்த நூல்கள், அறிவியல் உலகின் அவசியத் தேவைகள் எனில் மிகையாகாது.

ஆங்கில வழியில் படித்த மருத்துவர் தமிழ் மொழியில் எழுதியிருப்பதால் எல்லோரும் நோய்கள் குறித்து புரிந்துகொள்ள முடிகிறது.

அரைவயிறு உணவு, கால் வயிறு நீர், மீதி கால் வயிறு காலியிடமாக இருந்தால் நல்லது என்பார்கள்.

உணவுக் கட்டுப்பாடே இன்றைய நோய்களில் இருந்து நாம் தப்பித்துக்கொள்ள கடைப்பிடிக்க வேண்டிய முக்கியக் கட்டுப்பாடு என்பதையும் சொல்லியுள்ளார்கள்.

தவிர்க்கப்பட வேண்டிய உணவுகளைத் தவிர்த்ததால் நோய்களைத் தவிர்க்கலாம். அளவான எடை, சீரான உடற்பயிற்சி, தேவையான அளவு தண்ணீர் குடித்தல், உடல் பருமனைத் தவிர்த்தல், அளவான காரம், புளி, உப்பு மற்றும் நார்ச்சத்து உள்ள பழங்கள், காய்கறிகள் உண்ணுதல் ஆரோக்கிய வாழ்வின் அடிப்படை என்பதை ஆசிரியர் வலியுறுத்துகிறார்.

நவீன மருத்துவ உலகில் குடல்வால் அழற்சி, குடல் அடைப்பு, குடல் செருகல், குடல் பிதுக்கம், மலக்குடல் இறக்கம், மூலம் என அனைத்து வகை நோய்களையும் பற்றி விளக்கியுள்ள இந்த நூல் மருத்துவ உலகின் சிறந்த இலக்கிய வடிவாகும்.

நல்ல நூல் என்பது படித்தவர்களுக்கு ஏதாவது ஒரு வகையில் பயன்பட வேண்டும். இந்த நூல்கள் அனைத்தும் மருத்துவரின் தமிழ் வளமையையும், அவரது துறை சார்ந்த அறிவையும் பறைசாற்றுகிறது. இதுபோல் மேலும் பயன் உள்ள நூல்களை மருத்துவ உலகில் தந்து தமிழ் மொழியையும் தரணியில் ஆங்கில மொழிக்கு நிகராக உணர்த்த

ஆசிரியர் முற்பட வேண்டுமாய் கேட்டுக் கொள்கிறேன். ஆங்கிலத்தில் படிப்பதைவிட நம் தமிழ்மொழியில் படித்தால் எளிதே விளங்கும். அதற்கு இதுபோன்ற நூல்கள் மேலும் அவசியம்.

வளர்க இவரது இந்தப் பணி! வாழ்த்துகள்!

இவண்
மருத்துவர் ஜெய.ராஜமூர்த்தி
தலைவர், வள்ளலார் தமிழ் மன்றம், திருவெண்காடு.
இயக்குநர்
மருத்துவம் மற்றும் ஊரக நலப்பணிகள்
அரசு தொழிலாளர் ஈட்டுறுதிக் கழகம் (ESI)
தமிழ்நாடு

முகவுரை

ஒரு நாடு முன்னேற, மக்கள் நல்வாழ்வு பெற அறிவியல் இன்றியமையாதது. அறிவியலைத் தமிழ் மக்களுக்குத் தமிழில் கற்றுத்தரவேண்டியது தவிர்க்க முடியாதது. இலக்கியச் சிறப்பு வாய்ந்த தமிழ் மொழியினை, அறிவியல் சிறப்புப் பெற்ற மொழியாக ஆக்க வேண்டியது பயனுடைய செயலாகும். இதற்கான முயற்சிகள் அவ்வப் போது எடுக்கப்பட்டு வருகின்றன என்றாலும், மேலும் பல முயற்சிகள் தேவை.

> பிற நாட்டு நல்லறிஞர் சாத்திரங்கள்
> தமிழ் மொழியில் பெயர்த்தல் வேண்டும்
> இறவாத புகழுடைய புது நூல்கள்
> தமிழ் மொழியில் இயற்றல் வேண்டும்

என்று பாட்டிசைத்த பாரதி, மேலும்,

> புத்தம் புதிய கலைகள் - பஞ்ச
> பூதச் செயல்களின் நுட்பங்கள் கூறும்;
> மெத்த வளருது மேற்கே - அந்த
> மேன்மைக் கலைகள் தமிழினில் இல்லை.
>
> சொல்லவும் கூடுவதில்லை - அவை
> சொல்லுந் திறமை தமிழ்மொழிக் கில்லை
> மெல்லத் தமிழினிச் சாகும் - அந்த
> மேற்கு மொழிகள் புவிமிசை யோங்கும்
>
> என்றந்தப் பேதை உரைத்தான் - ஆ!
> இந்த வசையெனக் கெய்திட லாமோ?
> சென்றிடுவீர் எட்டுத் திக்கும் - கலைச்
> செல்வங்கள் யாவும் கொணர்ந்திங்கு சேர்ப்பீர்!

என்று கூறி, தமிழில் அறிவியல் நூல்கள் குறைவு என்பதை ஒப்புக் கொண்ட மகாகவி பாரதி, தமிழர்களுக்குக் கலைச்செல்வங்களை எட்டுத் திக்கும் சென்று கொண்டுவரச் சொல்லிப் பணிக்கின்றார்.

வெளியுலகில் சிந்தனையில் புதிது புதிதாக
 விளைந்துள்ள எவற்றினுக்கும் பெயர்கள் எல்லாம் கண்டு
தெளிவுறுத்தும் படங்களோடு சுவடியெல்லாம் செய்து
 செந்தமிழைச் செழுந்தமிழாய்ச் செய்வதுவும் வேண்டும்
....
உலகியலின் அடங்கலுக்கும்
 துறைதோறும் நூல்கள்
ஒருவர் தயை இல்லாமல்
 ஊரறியும் தமிழில்
சலசலவென எவ்விடத்தும்
 பாய்ச்சி விட வேண்டும்

என்ற புரட்சிக்கவிஞரின் கனவினை மெய்ப்பிக்க எடுத்த அரும்பெரும் முயற்சியினாலே இந்நூல் வெளிவருகிறது.

பேராசிரியர் டாக்டர் ந. ஜூனியர் சுந்தரேஷ்

623, கீழவீதி,
தஞ்சாவூர் - 613 001.
தொலைபேசி : 04362 - 230366

9

பொருளடக்கம்

1.	குடல் அடைப்பு (Intestinal Obstruction)	11
2.	திடீர் குடல் அடைப்பு	13
3.	திடீர் குடல் செருகல் (Acute Intussusception)	17
4.	வளைகுடல் திருகல் (Sigmoid volvulus)	20
5.	அறுவை சிகிச்சைக்குப் பின் ஏற்படும் அடைப்பு ஒட்டுதலால் அடைப்பு (Obstruction by adhesions and bands)	23
6.	நாக்குப் பூச்சி (Round worm)	25
7.	நாட்பட்ட குடல் அடைப்பு அடைப்புக்கான காரணங்கள்	27
8.	ஹிஷ்பிரங் நோய் (Hirschsprung's disease)	28
9.	குடல்வால் அழற்சி என்ற அப்பெண்டிசைடிஸ்	30
10.	மலக்குடல் (The Rectum)	38
11.	மலக்குடல் இறக்கம்	41
12.	மலக்குடல் புற்று	44
13.	ஆசனவாய் (The Anus And Anal Canal)	49
14.	ஆசனவாய் செயலிழப்பு - அறியாது மலம் கழிக்கிறீர்களா?	52
15.	ஆசனவாய் தெறிப்பு (Anal Fissure) அல்லது வெடிப்பு கோபம் கோபமா வரும் தாங்கமுடியாத வலி வரும்	54
16.	மூலம் (Haemorrhoids)	58
17.	ஆசனவாய் அரிப்பு பொறுக்க முடியாது!	66
18.	ஆசனவாய் மலக்குடல் சீழ்க்கட்டிகள் (Ano Rectal abscesses)	71
19.	ஆசனவாய்ப் புரை (Fistula in ano)	73
20.	ஆசனவாய் மரு	78
21.	ஆசனவாய்ப் புற்று	80
22.	குடல் பிதுக்கம் அல்லது ஹெர்னியா (Hernia)	82
23.	லேசர் (Laser)	89

1. குடல் அடைப்பு
(Intestinal Obstruction)

அவசர சிகிச்சையைத் தெரிந்துகொள்ளுங்கள்

வயிறு, வீங்கி, வாந்தி எடுத்து, மலம் போகாமல் விட்டு விட்டு வலி இருப்பின், சிறுகுடல் அடைப்பைச் சந்தேகிக்க வேண்டும்.

குடல் அடைப்பிற்கு அவசர சிகிச்சை உடன் தேவைப்படுவதால் அதை விரைவாகக் கண்டுபிடித்து குணப்படுத்தவேண்டியது அவசியமாகிறது.

அடைப்பின்பொழுது, குடல் அலைகள் (Peristalsis) அடைப்பினை எதிர்த்து இருக்கும். அடைப்பிற்கான காரணம் குடலின் சுவற்றிலோ, குடல் குழாயினுள்ளோ, குடல் குழாயின் வெளியிலோ இருக்கலாம்.

குடல் குழாயினுள் - நன்றாகச் செரிமானமாக்கப்படாத உணவு, கெட்டியான மலம் மற்றும் பித்தக்கற்களாலும், குடலின் சுவற்றில் - அழற்சி அல்லது புற்றுநோய், காசநோய் சார்ந்த புண்ணால் ஏற்படும் குறுக்கத்தினாலும், குடல் குழாயின் வெளியே குடல் பிதுக்கம், உறுப்பு ஒட்டுதல், குடல் திருகல், குடல் செருகலினாலும் அடைப்பு ஏற்படும்.

மேற்புற சிறுகுடல் அடைப்பில், உடன் வாந்தி அதிகமாக உண்டாகி உடலில் நீர்மக் குறைபாடு தோன்றும். வயிறு வீக்கம் குறைவாக இருக்கும்.

கீழ்ப்புற சிறுகுடல் அடைப்பில் பொறுக்க முடியாத வலியுடன் நடுவயிறு வீங்கிக் காணப்படும். சற்று தாமதமாகவே வாந்தி ஏற்படும்.

பெருங்குடல் அடைப்பு

வயிறு வீக்கம், ஆரம்பத்தில் தோன்றும் வலி குறைவாக இருக்கும். காலம் தாழ்த்தியே வாந்தி ஏற்படும். அடைப்புக்கு முன் உள்ள பெருங்குடல் மற்றும் அதன் பகுதி வீங்கிக் காணப்படும்.

அடைப்பின்போது, குடலில் உறிஞ்சும் தன்மை குறைந்தாலும், நீர் மற்றும் உப்பை வெளியேற்றும் தன்மை குறையாது. அது கூடவும் செய்யலாம். நீர் மற்றும் உப்புகள் மூன்று காரணங்களினால் இழக்கப்படுகிறது.

1. வாந்தி, 2. குடலின் குறைந்த உறிஞ்சும் தன்மை, 3. குடலினுள் உள்ள கழிவுப் பொருட்கள். இந்த இழப்பு, அடைப்பு ஏற்படும் இடத்தைப் பொறுத்து இருக்கும். (எ.கா.) சிறுகுடல் அடைப்பில் அதிகமாக இருக்கும். பெருங்குடல் அடைப்பில் குறைவாக இருக்கும்.

குடல் இறுக்கம் (obstruction)

குடல் பிதுக்கம், குடல் திருகல், குடல் செருகல் மற்றும் பட்டையால் (Adhesion) குடல் இறுக்கப்படும்போது, இரத்த ஓட்டம் மெல்ல மெல்ல தடைப்படுகிறது. குடல் அழுகல் ஏற்படுவதற்கு முன்னரே மருத்துவம் செய்யப்பட வேண்டும். இல்லையேல் குடல் அழுகிவிடும்.

2. திடீர் குடல் அடைப்பு

திடீர் குடல் அடைப்புக்கான அறிகுறிகள் வலி, வாந்தி, வயிறு வீக்கம், மலச்சிக்கல் ஆகும். குடல் சார்ந்த அறுவை மருத்துவத்தில் திடீரென்று தோன்றி மிக அவசரமாக அறுவை மருத்துவம் செய்ய வேண்டிய நோய்களுள் குடல் அடைப்பும் ஒன்றாகும்.

வலியே முதல் அறிகுறி. திடீரென முன் அறிவிப்பின்றித் தோன்றும். ஆரம்பத்தில் வலி அதிகமாகி, பின் சிறிது சிறிதாகக் குறைந்து மீண்டும் சில நிமிடங்களில் தோன்றும். வலி 3-5 நிமிடங்கள் நீடிக்கும். வயிறு முழுவதும் வலி பரவும் என்றாலும் தொப்புளைச் சுற்றி அதிகமாயிருக்கும். வலிகளுக்கிடையில் நோயாளி சாதாரணமாக இருப்பார். மீண்டும் மீண்டும் வரும் வயிற்றுவலியே குடல் அடைப்பிற்கு முக்கிய அறிகுறி யாகும்.

நடுச்சிறுகுடலில் ஏற்படும் அடைப்பில், ஒவ்வொரு முறை வலி தோன்றும்போதும் வாந்தி வரும். கடைச்சிறுகுடலில் அடைப்பிருக்கும் போது வாந்தி ஒருமுறையும் அதைத் தொடர்ந்து வரும் வலியில்

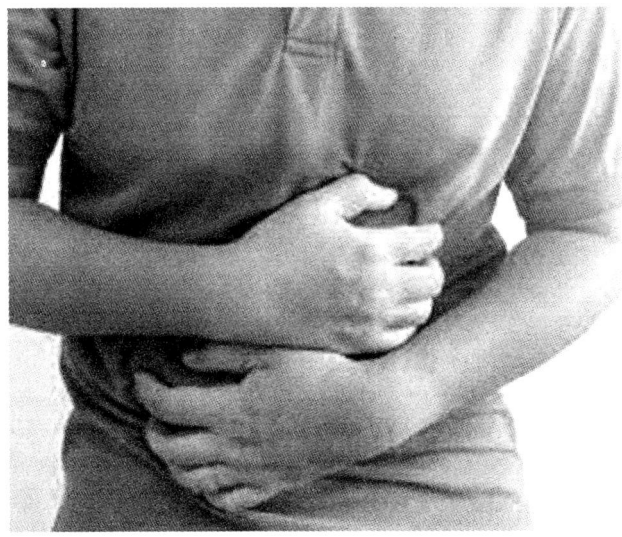

கீழ் வயிறு வலி

வாந்தி இல்லாமலும் இருக்கும். இறுதியாக, அதிக அளவில் வேகமாக அடிக்கடி வாந்தி வரும். திடீர் குடல் அடைப்பில் முதலில் சிறிதளவு செரிந்த உணவும், பின்னர் உமிழ்நீரும், அதன் பின்னர் பித்தநீரும் இறுதியாக மலவாடையுடன் வாந்தி வரும்.

சிறுகுடல் அடைப்பின் ஆரம்பத்தில், வயிற்று வீக்கம் சிறிதாகவோ அல்லது வீக்கம் இல்லாமலோ இருக்கும். கடைச்சிறுகுடலில் அடைப்பு இருந்தால், நடு வயிற்றைச் சுற்றி வீக்கம் இருக்கும். வயிற்றைச் சில நிமிடங்கள் உற்றுநோக்கினால் குடலில் அசைவுகள் தெரியும். வயிறு இரைச்சலும், சத்தமும் கேட்கும். குடல் அடைப்பு உள்ள நோயாளிகளுக்கு மீண்டும் உள்ளே தள்ள முடியாத குடல் பிதுக்கம் நோயாளிகளுக்கே தெரியாது இருக்கலாம்.

மலச்சிக்கல்

முழு குடல் அடைப்பினால், அடைப்பிற்குக் கீழே உள்ள பொருட்கள் வெளியேற்றப்பட்ட பிறகு காற்றோ, மலமோ வெளியேறாது. சில சமயங்களில் குடல் அடைப்பு இருப்பினும் மலச்சிக்கல் இருக்காது. அவையாவன: குறைந்த குடல் பிதுக்கம், பித்தக்கல் அடைப்பு, குடல் தாங்கி இரத்த ஓட்டம் அடைபட்ட நிலை, ஆகியவை ஆகும்.

நீர் வற்றிப் போதல்

அடிக்கடி வரும் வாந்தியாலும் நீரை உறிஞ்சும் தன்மை குறைவதாலும் உடலில் நீர் வற்றிப்போகும். அதனால் நோயாளியைப் பரிசோதிக்கும்போது, நீர் வற்றிப் போனதற்கான அறிகுறிகளாக உலர்ந்த தோல், உலர்ந்த நாக்கு, குழி விழுந்த கண்கள் ஆகியன காணப்படும். சிறுநீரின் அளவு குறைவாகவும் உப்புத்தன்மை அதிக மாகவும் இருக்கும்.

குடல் இறுக்கம் (obstruction)

இதனைக் கண்டுபிடித்து, உடனே அறுவைசிகிச்சை செய்யா விட்டால் குடல் அழுகும். இதில் அடைப்பிற்கான அறிகுறிகளுடன் அதிர்வும் தோன்றும். குடல் இயக்கத்தில் வலி இருக்கும். அறிகுறிகள் திடீரெனத் தோன்றும். வலி, ஒரு நிமிடத்திற்கு 3 அல்லது 4 தடவை தோன்றும். பரவிய வலியும், வயிறு விரைப்பும் உடனே அறுவை தேவை என உணர்த்தும். குடல் இறுக்கம் சிறிது சிறிதாக மோசம் அடையும்போது, அரைமணி நேரத்திற்கு ஒருமுறை சோதனை செய்து, வலியிருக்கும் இடத்தைக் குறிக்க வேண்டும். குடல் இறுக்கம் இல்லாத அடைப்பில், அடைப்பிருக்கும் இடத்தில் வயிற்றை அமுக்கி, அதன் பின்னர் உடன் எடுக்க, வலி தோன்றும். வெளிப்புறக் குடல் பிதுக்கத்தில்

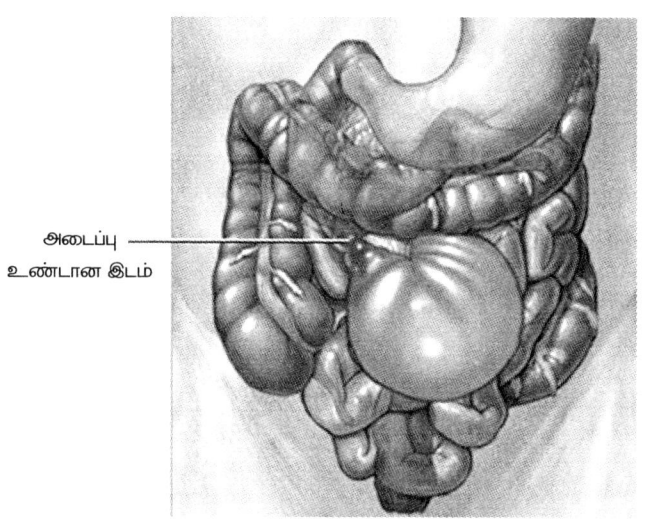

அடைப்பு உண்டான இடம்

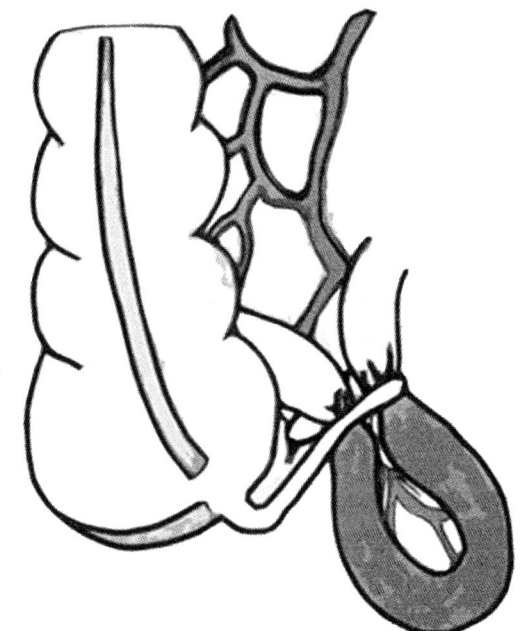

குடல் அடைப்பு

குடல் இறுக்கம் தோன்றும்போது குடல் பிதுக்கக் கட்டி மிகுந்து வலியுடன் இருக்கும். இருமும்போது விரிவடையாது.

பரிசோதனைகள்
எக்ஸ்ரே

நோயாளியை நிற்கவைத்தும், படுக்கவைத்தும் எக்ஸ்ரே படம் எடுக்க வேண்டும்.

அவசர சிகிச்சை செய்யவேண்டிய நேரங்கள் என்ன?

அடைப்பு மற்றும் உறுப்பு இறுக்கத்துடன் கூடிய வெளிக் குடல் பிதுக்கம், உடலினுள்ளே காணப்படும் குடல் இறுக்கம், திடீரெனத் தோன்றும் நீண்டநாள் அடைப்பு ஆகும்.

3. திடீர் குடல் செருகல் (Acute Intussusception)

குழந்தைக்குத் திடீரென்று வயிற்றில் கடுமையான வலி, ஜெல்லி போல் இரத்தம் கலந்த மலம், வயிற்றில் கட்டி போன்றவை ஏற்பட்டால், அது குடல் செருகலாக இருக்கலாம்.

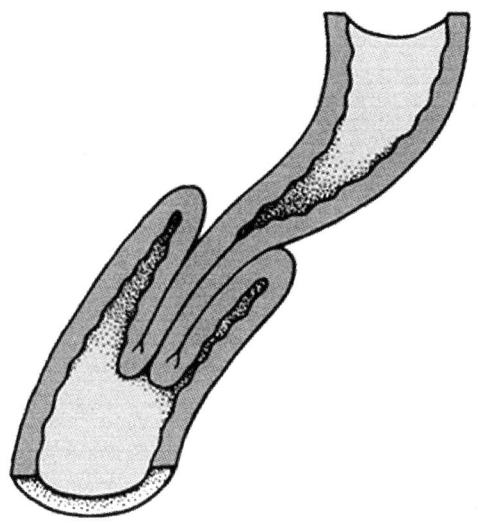

உட்செலுத்துதல்

குடலில் முன்னுள்ள பகுதியானது பின்னுள்ள பகுதிக்குள் உள்முக மடிப்பாகச் செல்வதே குடல் செருகல் ஆகும். இதுவே மிக அரிதாக பின்குடல், முன்குடலுக்குள்ளும் செருகும்.

நோய் நாடல்

சில வயதான நோயாளிகளுக்கு மட்டும் நோய்க்கான சரியான காரணம் அறியப்படுகிறது (எ.கா) தொங்குதசை (Polyp). குடலினுள் தோன்றும் கொழுப்புக் கட்டி மற்றும் குடல்வால் ஆகியவை நீட்டிக் கொண்டிருக்கும் பொருட்களால் குடல் செருகல் ஏற்படுகிறது. வயதான நிலையில் செருகல் பெருங்குடல் பெருங்குடலுக்குள்ளேயே செருகிக்கொள்கிறது.

குழந்தைகளுக்கு ஏற்படும் குடல் செருகலுக்கான காரணங்கள்

6-9 மாதங்களுக்குள் பெரும்பாலான சமயங்களில் அறிய முடியாத காரணங்களால் குடல் செருகல் ஏற்படுகிறது. குழந்தை குடிக்கும் பாலிலிருந்து திட உணவுக்கு மாறும் காலம். குடலின் கடைசி 50 செமீ சிறுகுடலில் உள்ள திட்டுகள் ஒன்றுகூடுவதினாலும் உண்டாகிறது.

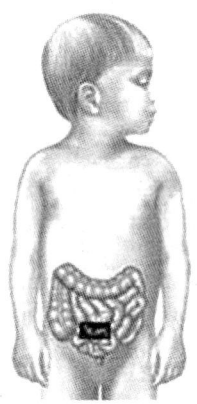

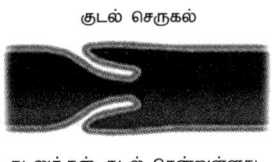

குடல் செருகல்
குடலுக்குள் குடல் சென்றுள்ளது

குடல் செருகலில் பெருங்குடலினுள் கடைச்சிறுகுடல் செல்லும் வகையே மிக அதிக அளவில் ஏற்படுகிறது.

இரத்த ஓட்டம் குடல் செருகலில் உட்செல்லும் படலத்தில் குறைவுபடும். இதில் ஏற்படும் இறுக்கத்தைப் பொறுத்து அழுகல் ஏற்படும்.

குழந்தைகளுக்கு ஏற்படும் செருகலின் அறிகுறிகள்

உடல்நலம் உள்ள குழந்தை 6- மாதத்தில் திடீரென விட்டு விட்டு வலி வயிற்றில் தோன்றி, கால்களை மேலே உயர்த்தி அலறி அழும். செருகல் ஏற்பட்ட பின்பு வாந்தி உண்டாகலாம். ஆரம்பத்தில் சிலசமயம் வாந்தி இராது. ஆனால் 24 மணி நேரத்திற்குப் பிறகு அதிகளவு வாந்தி ஏற்படும். இவ்வறிகுறிகள் ஆரம்பத்தில் ஒருசில நிமிடங்கள் நீடித்து, பிறகு ஒவ்வொரு 15 நிமிடத்திற்கும் உண்டாகும். அப்பொழுது முகம் வெளிறிக் காணப்படும். இவ்வறிகுறிகள் நேரம் ஆக ஆக மிகக் கடுமையாகி குழந்தை துடிதுடிக்கும். ஆரம்பத்தில் சாதாரண மலம் வெளியேறினாலும், பிறகு இரத்தத்துடன் சீதமும் சேர்ந்து சிவப்பாக ஜெல்லிபோல் வெளிவரும்.

சோதனையில் வயிறு உப்புசம் இராது. கைச் சூட்டுடன் வயிறு பிடிப்பற்ற பொழுது, மெதுவாக அமுக்கிப் பார்த்தால் கடினமான

கட்டி தென்படும். இக்கட்டி, வலப்புற அல்லது இடப்புற விலா எலும்புகளுக்குக் கீழ் வயிற்றில் தென்படும்.

சில சமயங்களில் செருகல் ஆசனவாய்க்கு வெளியில் துருத்திக் கொண்டு இருக்கும். இதன் காரணம், நாட்பட்டது என்று முழுவது மாகச் சொல்ல முடியாது. செருகல் விடுபடாத பொழுது வலி தொடர்ந்து உண்டாகும். 24-36 மணி நேரத்திற்குப் பிறகு வீங்கி வாந்தி அதிகமாகி வெளிவரும்.

சோதனை

சாதாரண எக்ஸ்ரே படத்தில், சிறுகுடலில் காற்றின் நிழல் அதிகரித்துக் காணப்படும். பேரியம் எனிமாவில் பெருங்குடல் செருகலை வளைவு வளைவாக அறிய முடியும். இது ஒரு மருத்துவமாகப் பயன்படுத்தப்படுகிறது. குடல் செருகலைத் தீர்க்கமாக அறிய சி.டி. ஸ்கேன் உதவும். இதன் மூலம் சிறுகுடல் கட்டிகளை அறிய முடியும். இந்நிலையில் அறுவை மருத்துவமே சிறந்தது.

4. வளைகுடல் திருகல் (Sigmoid volvulus)

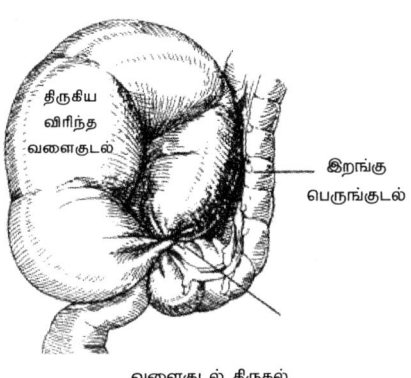

அரிசியை உணவாகச் சாப்பிடும் நாடுகளில் குறிப்பாகத் தென் இந்தியாவில் இந்நோய், சப்பாத்தி உண்ணும் வட இந்தியர்களைவிட கூடுதலாக ஏற்படுகிறது. இதற்கு ஒரு மூல காரணம், அதிக மலம் உண்டாக்கும் உணவுகளை உண்பதே ஆகும். இது பொதுவாக அரிதென்றாலும் அவ்வப்பொழுது காணப்படுகிறது.

வளைகுடல் திருகல்

இந்நோயில், பொறுக்க முடியாத வலி இடதுபுறம் ஏற்படும். பிறகு வயிறு பலூன்போல் வீங்கிக் காணப்படும்.

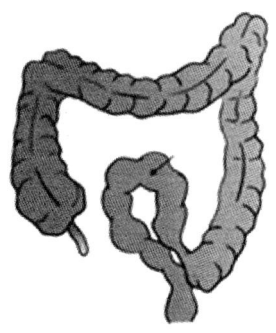

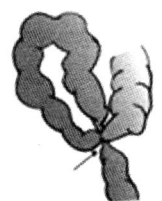

வலைகுடல் திருகல்
திருகல் கூடக்கூட குடல் அழுகல் நேரும்

இந்தியா, மத்திய தரைக்கடல் நாடுகள், கிழக்கு ஐரோப்பா மற்றும் பெரு ஆகிய நாடுகளில் வளைகுடல் திருகி மிகுதியாகக் காணப்படுகிறது. இத்திருகல் தோன்றுவதற்கான காரணிகள்.

1. வளைகுடல் வயிற்றில் பட்டையால் ஒட்டிக்கொண்டிருப்பது, 2. வளைகுடலில் அதிகமான மலம், 3. நீண்ட வளைகுடல் தாங்கி, 4. குடல்தாங்கியின் அடிப்புறம் குறுகிய நிலை.

இக்குடல் திருகல், பாதி ஏற்பட்டு பிறகு தானாகவே பிரிந்து விடும். 1½ சுற்றிற்கு மேல் திருகல் இருப்பின், இரத்தக்குழாய் அமுக்கப்பட்டு, குடல் கன்றிக் காணப்படும். 1½ சுற்றுக்கு மேல் திருகல் ஏற்பட்டால் இரத்த ஓட்டம் தடைபட்டுக் குடல் அழுகிவிடும். திருகல் கடிகார ஓட்டத்திற்கு எதிர்மறையாக ஏற்படும்.

அறிகுறிகள்

நடுத்தர வயதிலும் முதிர் வயதிலும் பெண்களைவிட ஆண்களுக்கே அதிகமாக ஏற்படுகிறது. இவர்களுக்குத் திடீர் என இடப்புற வயிற்றுவலி ஏற்படும். ஆரம்பத்தில் பாதி சுற்று உண்டாகி, அது விடுபடும்பொழுது வலி குறைந்து, அதிக அளவு காற்றும் மலமும் வெளிவரும். பெரும்பாலும் மலம் கழிக்கும்பொழுது இத்திருகல் திடீரென ஏற்பட்டு பொறுக்க முடியாத வயிற்றுவலி உண்டாகும். அதன்பிறகு வயிறு வீங்கித் திருகிய குடலில் உள்ளே கரியமிலவாயு வீங்கிய சிரைகளினால் பரவும். வலிக்குப் பிறகு 2-3 மணி நேரம் கழித்து சோதனை செய்தால், இடதுபுற வயிறு வீங்கிக் காணப் படும். 6 மணி நேரத்திற்குப் பிறகு வயிறு முழுவதும் வீக்கமுறும். விக்கலும், தொண்டைக் கமறலும் தோன்றி காலம் கடந்தே வாந்தி ஏற்படும். நிற்க வைத்து எடுத்த எக்ஸ்ரே படத்தில் காப்பிக் கொட்டை வடிவத்தில் வளைகுடல் காற்று நிழலுடன் காணப்படும்.

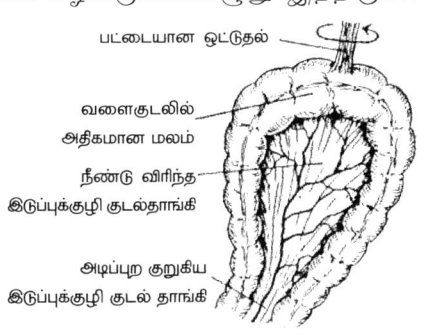

பட்டையான ஒட்டுதல்
வளைகுடலில் அதிகமான மலம்
நீண்டு விரிந்த இடுப்புக்குழி குடல்தாங்கி
அடிப்புற குறுகிய இடுப்புக்குழி குடல் தாங்கி

வளைகுடல் திருகலுக்கான காரணங்கள்

மருத்துவம்

ஆரம்ப நிலையில் வளைகுடல் உள்நோக்கியைச் செலுத்தி அடைப்பு உள்ள மட்டும் சென்று, அதன் வழியாக மெதுவாக இரப்பர் குழாயைச் செலுத்தி திருகலை விடுவிக்க முடியும். விடுபட்டவுடன் அதிக அளவு காற்று வெளிவரும். அதன் பின்னர் சில நாட்கள்

நோயாளியின் உடலைத் தேற்றியபின், தகுந்த அறுவைக்கு உட்படுத்த வேண்டும். குடல் திருகலை விடுவிப்பதில் தோல்வியுற்றால் அறுவை மூலம் வயிற்றைத் திறந்து, திருகிய குடலைப் பிரித்து ஆசனவாய் வழியாக இரப்பர் குழாயைச் செலுத்தி, குடலில் உள்ள மலம், காற்றை வெளியேற்றித் திருகிய குடலை வெட்டி இணைக்க வேண்டும். சில சமயங்களில், குடலில் அழுகல் ஏற்பட்டபின் குடலை வயிற்றின் வெளியே வைத்துக் குடலை அகற்றி அறுவை செய்யப்படுகிறது.

5. அறுவை சிகிச்சைக்குப் பின் ஏற்படும் அடைப்பு

ஒட்டுதலால் அடைப்பு (Obstruction by adhesions and bands)

வயிறு ஒட்டுதலில், அறுவைசிகிச்சைக்குப் பிறகு விட்டு விட்டு வலி தோன்றும். இதனை மற்ற காரணிகளை வேறுபடுத்திவிட்டு ஒட்டுதலைக் கண்டுஅறிய வேண்டும். பெரும்பாலும் இதனை சோதனை மூலம் அறிவது கடினம். ஆகவே, அறிகுறிகள் மட்டுமே இந்நோயை அறிய உதவும்.

ஒட்டுதல் (Adhesion)

வயிற்றுறையில் உறுத்தல் எதன் காரணமாக இருந்தாலும், பைபிரின் அவ்விடத்தில் இருந்து வெளியேறி, ஒட்டுதல் வயிற்றுறையுடன் தோன்றும். உறுத்தல் நீங்கிய பிறகு ஒட்டுதல் தானாகவே மறைந்து விடும் அல்லது அவற்றில் இரத்த ஓட்டம் உண்டாகி, முதிர்ந்த நார்த்திசுக் களாக மாறிவிடும்.

ஒட்டுதல் ஏன் ஏற்படுகிறது? என்பதை அறிய நடைபெற்ற பல சோதனைகளில் அறியப்பட்ட காரணங்கள்.

1. தொற்று (முக்கிய காரணம்)
2. புறப்பொருள்கள், (எ.கா), பட்டுநூல், பேரியம் சல்பேட், அஸ்பெஸ்டாஸ் ஆகியவை வயிற்றில் குருணைகளை உற்பத்தி செய்து நாருடன் ஒட்டுதல்களை ஏற்படுத்துகிறது.

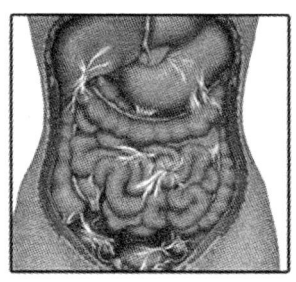

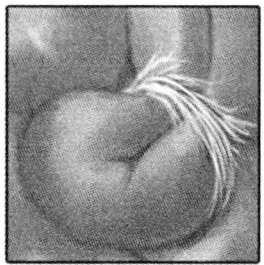

ஒட்டுதலால் குடல் அடைப்பு

3. காயம்
4. இரத்த ஓட்ட அடைப்பு, முக்கியமாகச் சிரைநாள அடைப்பு ஒட்டுதல்களை உண்டுபண்ண உதவும்.

வகை ஒன்று: அறுவைக்குப்பின் உண்டாகும் நார்த்திசு ஒட்டுதல். இது ரொட்டியில் வெண்ணெய் ஒட்டி இருப்பதைப்போல காணப்படும். இவ் ஒட்டுதலினால் முழுவதுமாகக் குடல் அடைப்பு ஏற்படாது. ஆனால் அசைவற்ற குடல் ஏற்பட அடைப்பு ஏற்படக்கூடும். இது அறுவைக்குப்பின் 3-6 நாட்களுக்குப் பிறகு ஏற்படும். சில மாதங்கள் கழித்து இந்த ஒட்டுதல் முழுவதுமாக மறைந்துவிடும்.

வகை இரண்டு: அறுவைக்குப்பின் வயிற்று உறுப்புகளில் குறைந்த அளவு இரத்த ஓட்டம் உள்ள பகுதிகள், கூடுதலாக இரத்த ஓட்டத்தைப் பெறுவதற்காக, கொழுப்புத்திரை அல்லது வயிற்றுறைப் புண் தடித்த நார்த்திசுவினால் ஆன பட்டைகளால் ஒட்டிக் காணப்படும். இவற்றால் எந்த நேரத்திலும் குடல் அடைப்பு ஏற்பட வாய்ப்பு உண்டு.

வகை மூன்று: வயிற்றினுள் அழற்சிக்குள்ளான ஏதேனும் உறுப்பு வளைவான குடலுடன் ஒட்டிக்கொள்வது. (எ.கா) காசநோய் குடல் தாங்கி நிணநீர்க் கழலை ஒட்டுதல். இவ் ஒட்டுதல் முன்னரே தோன்றி குருணைத் திசுக்களில் ஏற்படும்.

ஒட்டுதலை அறுவையாளர்கள் இரண்டாகப் பிரித்துக்கொள்கிறார்கள்.

1. குடலுக்கு எந்தவித தீங்கும் நேராக, எளிதாகப் பிரிக்கக்கூடிய மெல்லிய ஒட்டுதல்.
2. கடினமான ஒட்டுதல். இதைப் பிரிக்கும்பொழுது, அவ்வுறுப்புகளில் ஓட்டை ஏற்படும்.

அறுவைக்குப் பின் ஒட்டுதலினால் கடைச்சிறுகுடலில் இறுதிப் பகுதியிலேயே குடல் அடைப்பு ஏற்படும். திடீர் குடல்வால் அழற்சி மற்றும் பெண் பிறப்பு உறுப்புகளில் செய்யப்படும் அறுவைக்குப் பிறகே பெரும்பாலும் அறுவை திரும்பச் செய்யவேண்டிய நிலை ஏற்படுகிறது.

6. நாக்குப் பூச்சி (Round worm)

பூச்சிக் கொல்லி மருந்தை வயிற்றுவலி உள்ள நேரத்தில் கொடுக்கக் கூடாது.

இந்தியா, ஈரான், ஈராக் போன்ற வெப்ப நாடுகளில் நாக்குப் பூச்சிக்கான சிறுகுடல் அடைப்பு குழந்தைகளுக்கும், தங்கும் விடுதிகளில் உள்ளவர்களுக்கும் ஏற்படுகிறது. இந்தத் தாக்கம், பொதுவாகப் பூச்சிக்கொல்லி மருந்து கொடுத்த பின்னரே தோன்றுகிறது. மலத்திலோ, வாந்தியிலோ நேரடி எக்ஸ்ரேயில் காற்றுள்ள

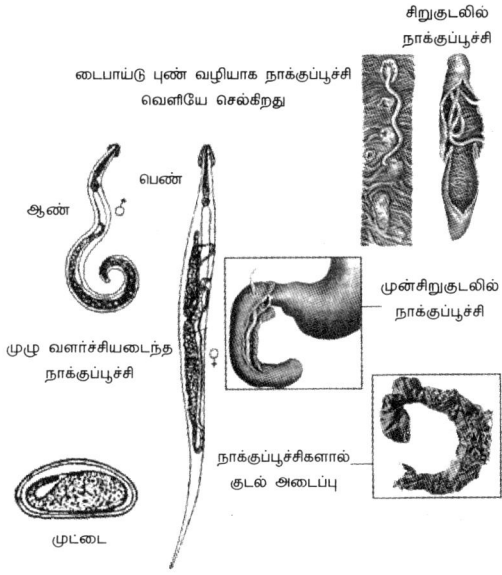

சிறுகுடலில் பூச்சிகள் காணப்படும். வயிற்றுத் திறப்பு அறுவைக்குப் பிறகு சிறுகுடலினுள் பூச்சியைச் சீக்கத்திற்குள் தள்ளிவிட வேண்டும். ஏறு பெருங்குடல் ஆரம்பத்தில் உள்ள சீக்கம் என்ற பகுதியில் தள்ளிவிட முடியாத கட்டத்தில், சிறுகுடலைத் திறந்து, பூச்சியை அகற்றி மூடிவிட வேண்டும். அரிதாக இப்பூச்சிகள் குடலில் ஓட்டையிட்டு வெளியே வரக்கூடும். அந்நிலையில் வயிற்றுறை அழற்சி ஏற்படும்.

மருத்துவம்

ஆரம்ப நிலையில் நோயை அறிந்தால் உள்ளெரிகையை அகற்ற முயற்சிக்க வேண்டும். அல்லது மேற்புறக்குடல் தாங்கித் தமனியை உள்ளெரிக்கைக்குக் கீழ் மகாதமனியுடன் புதிய இணைப்பு தேவைப்படும். இவ்வறுவைக்குப் பின் கேடுற்ற குடலைச் சிறுவர்களாய் இருப்பின் அகற்ற வேண்டும். இதில் குணம் பெறமுடியாத நிலையில், பெரியவர்களுக்கு குடல் திறப்பு அவசியம். எல்லா நபர்களுக்கும் இரத்த ஏற்றமும், அறுவைக்குப்பின் 12-14 மணி கழித்து இரத்த உறை எதிர்மருந்தும்

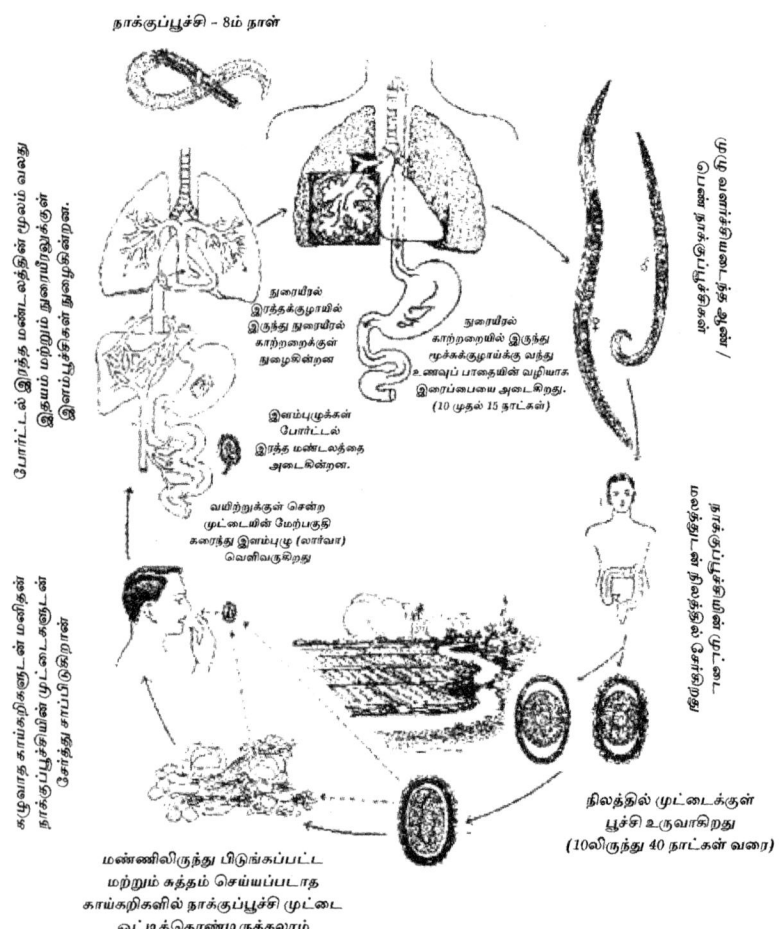

தேவைப்படும். நோயாளி குணம் பெற்றபின், குடலில் இரத்தக் குறைவு ஏற்பட்ட இடங்களில் குடல் அடைப்பு ஏற்படும்.

பெருங்குடலில் இரத்த உறைவு அரிதாகவே காணப்படும். நடுப்பெருங்குடல் தமனியில் உள்ளெரிகை ஏற்பட்டால், அழுகல் ஏற்பட்ட குறுக்குக் குடலை வெட்டி, இரண்டு வாய்களையும் வயிற்றுக்கு வெளியே வைத்து வயிற்றை மூடவேண்டும். நோயாளிக்கு உடல் தேறிய பிறகு, இத்திறப்பை மூடலாம். அதற்கு நோயாளி ஏற்றவராக இல்லாதபொழுது, அப்படியே வாழவிடுவது சிறந்தது.

இந்நோயிலிருந்து தற்காப்பாக அல்பென்டசோல் மருந்து உதவும்.

7. நாட்பட்ட குடல் அடைப்பு அடைப்புக்கான காரணங்கள்

அதிகம், படுத்த படுக்கையில் இருக்கும் வயதான நோயாளிக்கு மலம் இறுகுவதால் குடல் அடைப்பு உண்டாகும். இது, சாதாரணமாக மலக்குடல் பரிசோதனை செய்யாதபொழுது அறியப்படுவதில்லை. ஏனெனில், இந்நோயாளிகள் வயிற்றுப் போக்குடையவர்களாக இருப்பார்கள். இவர்களின் வயிற்றைத் தொட்டுப் பார்த்தால், சிறுசிறு நசுங்கக்கூடிய கட்டிகள் தென்படும். மலக்குடல் சோதனையில் இக்கட்டிகளை அழுத்திப் பார்க்க குழிவு ஏற்படும்.

1. குடலினுள் கெட்டியான மலம்
2. குடல் சுவற்றில்
   1. பெருங்குடல், மலக்குடல் புற்று
   2. பக்கப்பை அழற்சி, குடல் குறுக்கம் (எ.கா. கிரான்ஸ் நோய்), இரத்த ஓட்டக் குறைவு
   3. குடல் இணைப்புக் குறுக்கம்
3. குடலுக்கு வெளியில்
   1. ஒட்டுதல், 2. பற்றுகை, 3. என்டோ மெட்டிரியோசிஸ் (பெண்களுக்கு)

மருத்துவம்

ஒருமுறை குடல் கழுவுதல் மட்டும் போதுமானதாக அமையாது. திரும்பத் திரும்ப குடல் கழுவுவதுடன், குடல் வழியாகவும் மலமிளக்கி களைக் கொடுக்க வேண்டும். இதில் குணம்பெறாத பொழுது, உணர்விழக்கும் மருந்து கொடுத்து, ஆசனவாய் சுரிதசையைப் பெரிதாக்கி, கையாலோ அல்லது கரண்டி மூலமாகவோ மலத்தை வெளியேற்ற வேண்டும். அடைப்பு ஏற்பட்டால் பெருங்குடல் திறப்பு தேவைப்படும். இது தவிர, மற்ற நோய்கள் உள்ளதா? என்பதை அறிய பேரியம் எனிமா படம் (தண்ணீரில் கரையக்கூடிய மருந்துகள்) அவசியம். நோய் இருப்பின் வயிற்றைத் திறந்து அறுவைசிகிச்சை மேற்கொள்ளப்படுகிறது.

8. ஹிஷ்பிரங் நோய் (Hirschsprung's disease)

பிறந்த குழந்தைக்கு மலச்சிக்கலா?

பிறந்த குழந்தை நாளும் மலச்சிக்கலுடன் வாழும் நிலைமை. இவர்கட்கு, நாளும் மலமிளக்கி, தேவைப்படும். இது தவிர, சில குழந்தைக்குக் குடல் அடைப்பு அறிகுறிகள் தோன்றும். இந்நிலையில் உடன் மருத்துவரை நாடவேண்டும்.

இந்நோய் 5000 பேர்களில் ஒருவருக்கு ஏற்படுகிறது. மூன்றில் ஒரு நோயாளிக்கு நோய் பற்றிய குடும்ப வரலாறு காணப்படும். இந்நோய் ஏற்படக் காரணம், பெருங்குடல் மற்றும் மலக்குடல் உச்சிப் பகுதிகளில் மையன்டிரிக் நரம்புத்திசுத் தொகுப்பு இல்லாததன் காரணமாகவே ஏற்படுகிறது. இந்நோயால் பாதிக்கப்பட்ட குழந்தைகளுக்கு 80 விழுக்காட்டினர் வளர்ச்சி தடைபட்டு அல்லது மிகக் கடுமையான மலச்சிக்கலுடன் வாழ்க்கை நடத்துவார்கள்.

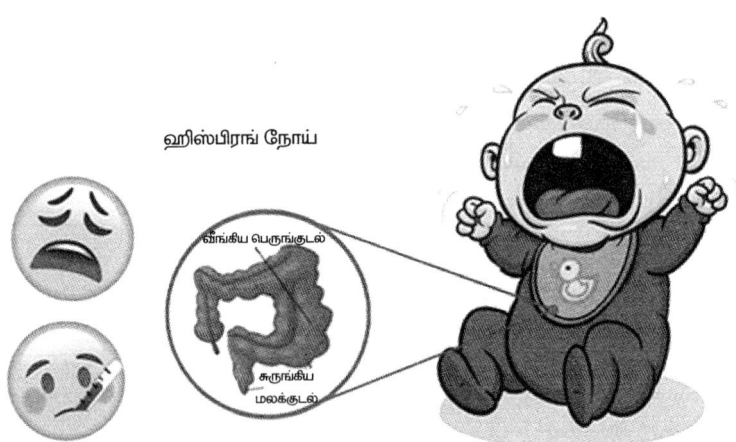

ஹிஸ்பிரங் நோய்

அறிகுறிகள்

பெருங்குடல் அடைப்பு காரணமாக வயிறு உப்புசம், மலச்சிக்கல் மற்றும் வாந்தி போன்ற அறிகுறிகள் ஏற்படும். பெண்களுக்கு அறிகுறி களாகக் குழந்தை பிறந்தவுடன் அல்லது கொஞ்ச காலம் கழித்துக்கூட ஏற்படலாம். பரிசோதனையில் வயிறு வீங்கிக் காணப்படுவதுடன்,

மலக்குடலில் விரல் விட்டு சோதனை செய்தால், மலமின்றிக் காலியாகக் காணப்படும்.

சோதனை

பேரியம் எனிமா சோதனையில் மலக்குடல் சிறிதாகவும், பெருங்குடல் பெருத்தும் விரிவடைந்தும் காணப்படும். மலக்குடல் திசு பரிசோதனை மூலம் நோயைச் சரிவர அறிய முடியும்.

மருத்துவம்

ஆரம்ப மருத்துவமாக வளைவான பெருங்குடல் திறப்பு செய்து, பிறகு இயல்பற்ற பெருங்குடல் மற்றும் மலக்குடல் பகுதிகளை வெட்டி அகற்றி, அதன் பிறகு ஆசனவாயில் பெருங்குடல் தைக்கப்படுகிறது.

9. குடல்வால் அழற்சி என்ற அப்பென்டிசைடிஸ்

குடல்வால், மனித இனத்தில் மட்டும் காணப்படும் உறுப்பாகும் என்றாலும் சில மனிதக் குரங்குகளுக்கும் காணப்படுகிறது. பரிணாம வளர்ச்சியின் விளைவாகச் செயலிழந்த விலங்குகளின் சீக்கப் பெருங்குடலே மனித இனத்தின் குடல்வால் என்று கருதப்படுகிறது.

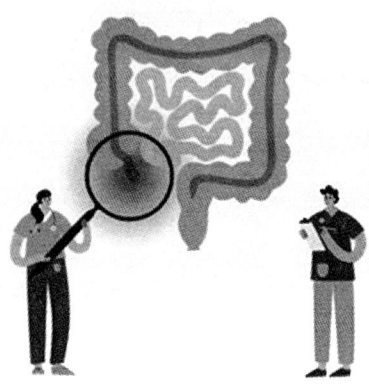

குடல் வால்

உடற்கூறு

பெருங்குடலில் சீக்கத்தில் இது காணப்பட்ட போதிலும், உடலில் நிலையான அமைப்பைக் கொண்டிராத ஓர் உறுப்பு ஆகும். சாதாரண மாக 2. 5 செ.மீ. முதல் 10 செ.மீ. வரை நீளம் உள்ளதாக இருப்பினும் 30 செ.மீ. வரையிலான குடல்வாலும் காணப்பட்டுள்ளது. பெண்களுக்குச் சராசரியாக ஆண்களைவிட 5 செ.மீ. நீளம் குறைவாகக் காணப்படும். இதன் உட்பகுதி, ஒரு நெருப்புக்குச்சி செல்லுமளவிற்கு குழாயாக சளிப்படலத்தினால் ஆக்கப்பட்டுள்ளது.

குடல்வால், மற்றைய பாகத்திலிருந்து வேறுபட்டு அதிகமான நிணநீர் கட்டிகளைப் பெற்று இருக்கிறது. அதனால் உடலில் எந்தவித அழற்சி ஏற்பட்டாலும் குடல்வால் வீங்கும். குடல்வாலில் ஏன் பிரச்சனைகள் ஏற்படுகிறது? என்பதற்கு இன்று வரை சரியான காரணம் தெரியவில்லை என்பது உண்மை.

குடல்வால் திடீர் அழற்சி

முதன் முதலில் 1885-ஆம் ஆண்டு, ரெஜினால்டு பிட்ஸ் என்பவர் குடல்வாலில் ஏற்படும் திடீர் அழற்சி பற்றித் தெளிவாக விளக்கினார். அதன்பிறகு, திடீர் வயிற்றுவலிக்கு உரிய காரணங்களில் மிக முக்கியமானதாக விளங்குகிறது. இவ்வழற்சி ஏற்படின், உடன் அறுவை மூலம் அகற்றப்பட்டு, பல உயிர்கள் காப்பாற்றப்பட்டும் வருகின்றன. அண்மைக் காலங்களில் இதனால் ஏற்படும் இறப்பு அரிதாகி, வெகுவாகக் குறைந்துவிட்டது.

நோய்க்கூறு

நோய், முந்தைய காலங்களில் அதிகமாகக் காணப்பட்டாலும் கடந்த 10 ஆண்டுகளாக இறங்கு முகமாக உள்ளது. செல்லுலோஸ் அதிகமுள்ள உணவு உட்கொள்ளும் நாடுகளில் குறைவாகக் காணப் படுவதாகக் கூறப்பட்டாலும், மேலை நாடுகளுக்குச் சமமான அளவு இந்தியாவிலும் இந்நோய் காணப்படுகிறது. 20-30 வயதுக்குள் ஆண்கள், பெண்கள் 2:1 என்ற விகிதத்தில் சுமார் 50% பாதிக்கப்படுகிறார்கள். குழந்தைப் பருவத்திலும், முதிய வயதிலும் இந்நோய் மிகக் குறைவாகவே காணப்படுகிறது.

குடற்பூச்சி (கீரைப்பூச்சி, நாக்குப்பூச்சி) மலக்கல், குடல்வால் குறுக்கம், பழக்கொட்டை, தானியம் போன்ற புறப்பொருள்கள் மற்றும் பாக்டீரியாவினால் திடீர் அழற்சி ஏற்படும். மலக்கல்லே இவைகளில் அதிக விழுக்காட்டிற்கான காரணமாகும்.

குடல்வால் அழற்சி அறிகுறிகள்

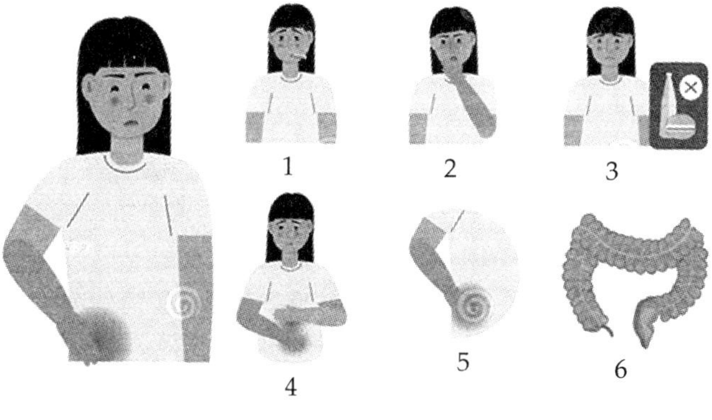

1)	காய்ச்சல்	4)	வயிறு உப்புசம்
2)	வாந்தி	5)	வலது கீழ்புற வயிற்று வலி
3)	பசியின்மை	6)	வயிற்றுப்போக்கு / மலச்சிக்கல்

இதற்குக் காரணம், இன்றைய உலகில் உணவு உண்ணுவதில் பல மாற்றங்கள். காய்கறி, பழம், கீரைகளை உணவுடன் உண்ணாததனால் குறைந்த நார்ச்சத்து குடலுக்குள் வரும் நேரத்தை அதிகப்படுத்தி மலக்கல் உருவாகுவதற்கும் காரணமாகிறது. இக்கல், குடல் பூச்சிகள், குடல்வால் அருகில் உள்ள நிணநீர்ச் கழலைகளின் வீக்கம், குடல்வால் உள்ளே அடைப்பை உண்டாக்கி, குடல்வால் வீங்குகிறது. இதனால் இரத்தம் பாய்வதில் குறைவு ஏற்பட்டு குடல்வால் அழுக நேரிடுகிறது. இதன் காரணமாகப் பாக்டீரியா பெருகி, குடல்வாலை மேலும் பாதிக்க வைக்கிறது.

அழற்சி இரண்டு வகைப்படும். 1. அடைபட்ட குடல்வால் அழற்சி, 2. கடார்ரல் அழற்சி

மிக அரிதாக வலப்புறப் பெருங்குடல் புற்று காரணமாக குடல்வால் அழற்சி முதிய வயதில் ஏற்படும். குடல்வால் அழற்சியின் ஆரம்பத்தில் அடைப்பு ஏற்படுவதால், திடீர் வயிற்றுவலி ஏற்படும். அடைப்பின் விளைவாக, குடல்வாலுக்குள் சுரக்கப்படும் சளி உள்ளுக்குள் சேர்ந்துகொண்டே வீக்கமுறும். இங்கு, இயற்கையாக இருக்கும் பாக்டீரியாவும் வளர்ச்சி அடைகிறது. இதன் விளைவாக உள்ளுக்குள் அழுத்தம் அதிகரிப்பதால், இரத்த ஓட்டம் தடைபடும். அதனால் குடல்வால் அழுகி ஓட்டை ஏற்பட்டு, நோய்க்கிருமிகள் வயிற்றின் மற்ற பகுதிகளில் பரவுவதால் நோய்த்தன்மை அதிகரித்து, பக்க விளைவுகள் உண்டாகும்.

கடார்ரல் அழற்சியில் அடைப்பு ஏற்படுவதில்லை. அழற்சியினால் சளி சுரப்பு அதிகமாகி வலி ஏற்படும். இந்த அழற்சி, அடைப்பு வகையை விட சற்று அபாயம் குறைந்தது.

நோய்க்குறி

திடீரென்று அதிகமான வயிற்றுவலி தோன்றும். இவ்வலிக்கு முன் மலச்சிக்கல் ஏற்பட்டிருக்கலாம். ஆரம்பத்தில் வலி தொப்புளைச் சுற்றி ஏற்பட்டு, பிறகு வயிற்றின் அடிப்புறம் வலப்பக்கத்தில் மையம் பெறும். இவ்வலி அடைபட்ட குடல்வால் அழற்சியில் விட்டு விட்டும், கடார்ரல் அழற்சியில் தொடர்ச்சியாகக் குறைவாகவும் இருக்கும்.

வலியினால் உண்டாகும் குடல் சுருக்க விரிவால் அனிச்சையாக பைலோரசில் சுருக்கம் ஏற்படுவதால், வாந்தி ஏற்படும். எனவே, பசியின்மை, குமட்டல், வாந்தி, நாக்கில் காபி நிறமான படிவம், மூக்கில் நாற்றம் ஆகியவை ஏற்படலாம்.

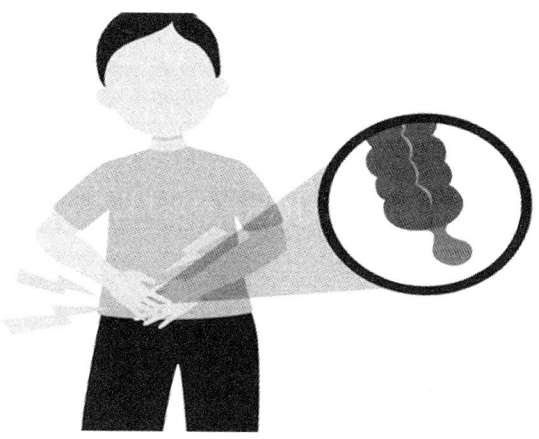

குடல்வால் அழற்சி வலி

வயிறு காலியாகும் வரை சிறிது காலத்திற்கு வாந்தி இருக்கும். மாறாக, பெரும்பாலான நோயாளிகளுக்கு மலச்சிக்கல்தான் காணப்படும். அரிதாக வயிற்றுப்போக்கு குழந்தைகளுக்கும், குடல்வால், கடைச் சிறுகுடலுக்கு முன்புறமாகவோ பின்புறமாகவோ இருப்பின், வலி ஏற்படக்கூடும்.

தொப்புளைச் சுற்றி வலி இருப்பது பொதுவாக (மெக்பர்னிஸ் புள்ளியை) வலது கீழ்ப்புறமாக மையம் கொள்ளும். இருப்பினும் குடல்வால் இருக்கும் இடத்தைப் பொறுத்து சிறிது மாறுபடலாம்.

சரியாக மருத்துவம் பெறாத போது குழந்தைகளுக்கு 80% அழற்சியினால் ஓட்டை ஏற்படுகிறது. 50% க்கு மேல் இறப்பு ஏற்படுகிறது. இதற்குக் காரணம், பெரிய கொழுப்புத்திரை வளராத நிலையில் பாதுகாப்பு நடவடிக்கை ஏற்பட முடியாமல் போவது ஆகும். மேலும், சுவாசத் தொற்று, மணல்வாரி அம்மை போன்ற நோய்களோடு தோன்றுவதால் கண்டுபிடிக்க சிரமம் தோன்றலாம்.

கர்ப்ப காலங்களில் குடல்வால் வயிற்றின் மேற்பகுதி அல்லது நடுப்பகுதியில் காணப்படும். பேறுகாலம் நெருங்க நெருங்க அழற்சியினால் ஆபத்தும் அதிகமாகும். குடல்வால் பக்கவாட்டில் ஒதுங்கிக் காணப்படுவதால், சிறுநீரக அழற்சியிலிருந்து பிரித்தறிதல் அவசியம். கருவுற்ற ஆரம்ப காலங்களில் 50% கருச்சிதைவு ஏற்படும். ஓட்டையற்ற அழற்சியினால் 30% கருச்சிதைவு ஏற்பட வாய்ப்புள்ளது.

முதியவர்களுக்கு உடல் பருமனாலும், தளர்வுற்ற தசைகளாலும் நோயின் தீவிரத்தன்மைக்கு ஏற்பட அறிகுறிகள் தோன்றுவதில்லை.

எனவே, விரைவில் குடல்வால் அழுகவும், ஓட்டையாகவும் வாய்ப்பு ஏற்படுகிறது. எனிமா கொடுப்பது அவசியம் தவிர்க்கப்பட வேண்டும். கொடுத்தால், அழற்சி அதிகமாகி வயிற்றுறை அழற்சி அதிகரிக்கும்.

நோய் பிரித்தறிதல்

எளிதாகக் கண்டுபிடிக்கும் நோயான போதிலும், சில சமயம் இதனைப் போன்று தோற்றமளிக்கும் பல்வேறு நோய்களிலிருந்து பிரித்தறிதல் அவசியமாகிறது.

1. குழந்தைகளுக்கு

டான்சில் அழற்சி, நிமோனியா, நுரையீரல் அழற்சி, வலப்புற விலா அழற்சி ஆகியவை குடல்வால் அழற்சிபோல் தோன்றும். நுரையீரல் நோய் நாடல் மூலமும், மூச்சிரைப்பு போன்ற அறிகுறிகள் மற்றும் மார்பு எக்ஸ்ரே படம் மூலமும் பிரித்தறியலாம்.

2. பெரியவர்களுக்கு வயிற்றுப்புண் ஓட்டை

வயிற்றுப் புண் ஆழமாகி ஓட்டை ஏற்படும்போது அதன்மூலம் வெளிப்படும் சுரப்புநீர், கீழ் வயிற்றின் வலப்புறம் சேர்ந்து வலி ஏற்படுத்தும். இவ்வலி, திடீரென்று நடுவயிற்றில் தோன்றி வலப்புறம் மையம்கொள்ளும்.

3. பித்தப்பை திடீர் அழற்சி

வயிற்றுவலி வலத்தோளுக்குள் பரவும், குமட்டல் வாந்தியோடு, சில சமயம் மஞ்சள் காமாலையும் தோன்றலாம். அல்ட்ரா ஸ்கேன் நோயை உறுதிப்படுத்த உதவும்.

4. குடல் அழற்சி

இதில், வயிற்றுவலி குறிப்பிட்ட இடத்தில் தோன்றாது. வயிற்று வலியுடன், வாந்தியும் ஏற்படும். சில சமயம், கடைச்சிறுகுடல் அடிப்பகுதி குடல் அழற்சியும், குடல்வால் அழற்சியும் ஒன்றுபோல் தோன்றும்.

5. குடல் அடைப்பு

வயிற்றுவலியும் வாந்தியும் முக்கிய அறிகுறிகளாகவும், வயிறு உப்புதலும் வாந்தியும் அபரிமிதமாகக் காணப்படும். பல படிபோன்ற நிலைகளைக் கொண்டிருந்தால், நிற்கும் நிலை வயிற்று எக்ஸ்ரே படம், நோயை உறுதிப்படுத்தும்.

6. கருக்குழாய் அழற்சி

இந்நோயில் புணர்வாய் (யோனி) வழியாக ஊநீர் வெளிவரும். இத்துடன் வயிற்றுவலி, ஒழுங்கற்ற மாத விலக்கு, எரிச்சலான சிறுநீர், அடிவயிற்றில் இருபுறமும் வலி ஆகியன இருக்கும். கையால் தொட்டுப்

பார்க்கும்போது, கருக்குழாய் பகுதியில் வலி தோன்றும். வலப்புறம் குழாய் மட்டும் புண் ஏற்பட்டிருக்கும்போது பிரித்தறிதல் சிரமம். அறுவையே சிறந்தது.

7. கருக்குழாய் கர்ப்பம்

சில சமயம், கரு கர்ப்பப்பையை அடையாமல் கருக்குழாயிலேயே வளர ஆரம்பிக்கும். இதனால் அதிக வலி உண்டாகும். குறிப்பிட்ட அளவினைத் தாண்டும்போது, கருக்குழாய் வெடிப்பு ஏற்படும். வெடிப்பு ஏற்படாதபோது பிரித்தறிதல் சிரமம். வெடிப்பு ஏற்பட்டு இரத்தப்போக்கு அதிகமாகும்போது, குடல்வால் அழற்சிக்குத் தகுந்த மருத்துவம் ஆரம்ப நிலையில் கொடுக்காதபொழுது, குடல்வால் கட்டி ஏற்படும்.

நாட்பட்ட அழற்சி, மூன்று நாட்களுக்குப் பிறகு கட்டியாக மாறும். அப்படிக் கட்டியாக ஆன பிறகு தொட்டுப் பார்த்தால் உருண்டையாகத் தோன்றும். சி.டி. ஸ்கேன், நோயை அறிய உதவும். இந்நிலையில், அவசர அறுவை மேற்கொள்ளத் தேவையில்லை. கண்காணிப்புடன், கூடிய மருத்துவ சிகிச்சையில் சாதாரணமாகக் கரைந்துபோகும். சில சமயம், 5-10 நாட்களில் சீழ்க்கட்டியாக மாறிவிடும்.

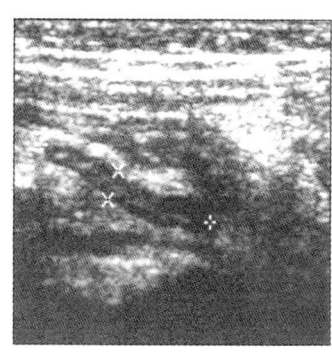

கேளா ஒலி அலை ஸ்கேன் - (US)
அழற்சியற்ற குடல்வால்

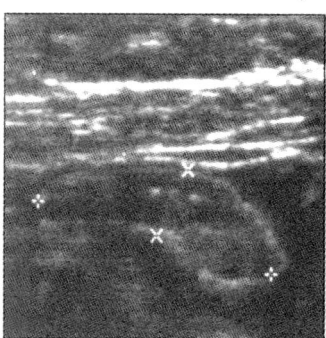

கேளா ஒலி அலை ஸ்கேன் - (US)
திடீர் அழற்சியுற்ற குடல்வால்

குடல்வாலில் சீழ்க்கட்டி ஏற்படின் வயிற்றுவலி, காய்ச்சலுடன் நோயாளி காணப்படுவார். குடல்வால் உள்ள இடத்தைப் பொறுத்தே கட்டியின் இடமும் அமையும்.

சோதனை

பொதுவாக, குடல்வால் நோயை அறிகுறிகளை வைத்தே நிர்ணயிக்க முடியும். சி.டி மற்றும் அல்ட்ரா ஸ்கேன் தேவையற்ற குடல்வால் அறுவைசிகிச்சையைத் தவிர்க்கும். கருப்பை, கருக்குழாய்

நோய்களுக்கு அல்ட்ரா ஸ்கேன் உதவும். குடல் அடைப்பு, திடீர் பெருங்குடல் பக்கப்பை அழற்சி, புற்று என்று சந்தேகிக்கும்பொழுது வயது முதிர்ந்தவர்களுக்கும் நிறமி கொடுத்து சி.டி. ஸ்கேன் சோதனை செய்து நோயைச் சரிவர அறிய முடியும்.

குடல்வால் அழற்சி திடீரென்றுதானே வருகிறது. இந்நோய் வராது **தடுக்க ஏதாவது தடுப்புமுறை உண்டா?** உண்டு. நார்ப்பொருள் மிகுந்த உணவுகளை அதாவது காய்கறி, கீரை, பழம், பயறு முதலிய உணவுகளை அடிக்கடி சேர்த்துக்கொள்ள வேண்டும். தெருவோர கடைகளில் ஈ மொய்க்கும் அசுத்த உணவுகளை உண்பதை முற்றிலும் தவிர்க்க வேண்டும். நீரைக் கொதிக்கவைத்து ஆறிய பின் குடிக்க வேண்டும். குழந்தைக்கு 3 மாதத்திற்கு ஒருமுறை குடல்பூச்சி மாத்திரையைக் கொடுக்க வேண்டும்.

மருத்துவம்

அடைபடா குடல்வால் அழற்சியாக உள்ளபோதும் மற்றைய அறிகுறிகள் தீவிரமாக இல்லாதபோதும், அறுவைசிகிச்சை இன்றி மருத்துவம் செய்யலாம். முழு ஓய்வு, வாய்வழி உண்ணாமை, சிரைவழி

துளை அறுவை சிகிச்சை

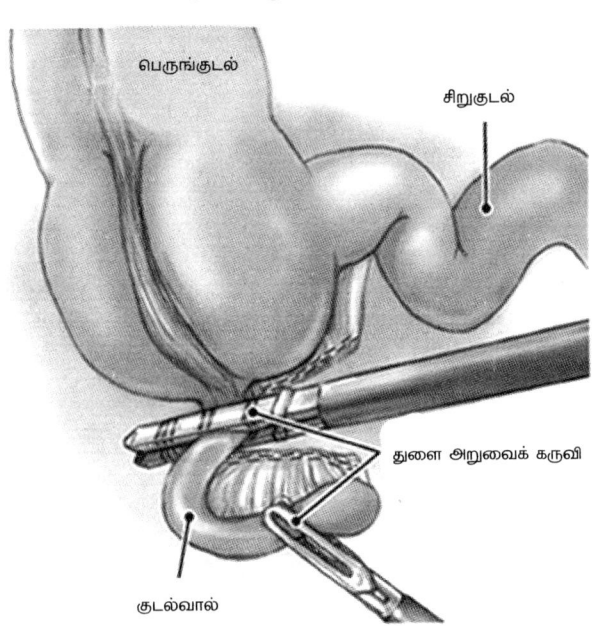

நீர், எதிர்உயிர் மருந்துகள் ஆகியவை மருத்துவமாகும். தூக்க மருந்து களைத் தவிர்க்க வேண்டும். காரணம், நோய் தீவிரமடையும்போது, அதன் தீவிரத்தன்மை மறைக்கப்படும் வாய்ப்பு ஏற்படும். வலி நிவாரணிகள் உதவும்.

அறுவை செய்யாத நோயாளிக்கு நாடி, காய்ச்சல், வயிற்றுவலி, வயிறு உப்புதல் ஆகியவை அதிகரிக்கிறதா? என்று கண்காணிக்க வேண்டும். இவை அதிகரித்தால், உடனே அறுவைசிகிச்சை செய்ய வேண்டும். அடைப்புடனான அழற்சி, வலி ஏற்பட்ட 48 மணி நேரத்தில் அவசர அறுவைக்கு உட்படுத்தப்பட வேண்டும்.

நாட்பட்டு 3-ஆம் நாளுக்குப் பிறகு கட்டியுடன் வரும் நோயாளியை உடன் அறுவைக்குட்படுத்துவதில்லை. கட்டியின் அளவு நாளுக்கு நாள் குறைந்து வந்தால், 3-6 வாரத்திற்குப் பிறகு அறுவை மூலம் அகற்ற வேண்டும்.

அறுவை முறை

குடல்வால் அழற்சி என்று நிச்சயமானபோது, பொது அறுவை முறையிலும், துளை அறுவை மூலமும் மிக எளிதாகக் குடல்வால் அறுவை செய்யப்படுகிறது.

அறுவைசிகிச்சையின்பொழுது அகற்றப் பட்ட குடல்வால், திசுச் சோதனைக்கு அனுப்பப் படுகிறது. ஏனெனில், இச்சோதனையில் ஒரு விழுக்காடு புற்றாக இருப்பதற்கு வாய்ப்பு உண்டு.

குழந்தை பெறும் வயதில் உள்ள பெண் களுக்கு, நோயை அறிந்து அறுவை செய்ய, துளை அறுவைசிகிச்சை மிகுந்த பலனைத் தருகிறது.

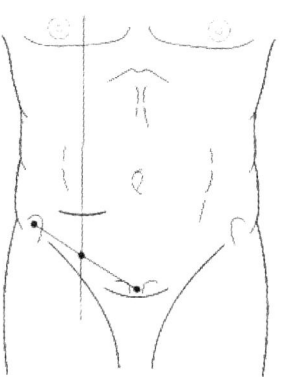

குடல்வால் அழற்சிக்கு தோல் மடிப்பில் தொப்புளுக்கு 2 அங்குலம் கீழ் லேன்ஸ் கிழிப்பு செய்யப்படுகிறது.

வரலாறு

1763-ஆம் ஆண்டு, அம்யான்ட் என்னும் மருத்துவரால் முதல் முதலில் குடல்வால் நீக்கப்பட்டது. 11வயதுப் பையனுக்கு ஏற்பட்டிருந்த குடல் பிதுக்கத்தில் ஏற்பட்ட புண் ஆறாமல் இருந்தது. பரிசோதனையில், விரைப்பையில் குடல்வால் காணப்பட்டது. அதனை அகற்றிய பின் புண் ஆறியதாக வரலாறு. 1755-இல் பிரேதப் பரிசோதனையில் குடல்வால் அழற்சி என்கிற நோய்ப் பிரிவை ஹீஸ்டன் என்பவர் உறுதிப்படுத்தினார்.

10. மலக்குடல் (The Rectum)

மலக்குடல் மற்றும் ஆசனவாய் உடற்கூறு

செரிமான மண்டலத்தில் கடைசிப் பகுதியே மலக்குடலும், ஆசனவாயும் ஆகும். பொதுவாகக் காணப்படும் நோய்கள், மற்ற குடல்பகுதிகளைவிட அதிகமாக மலக்குடலில் அறுவை சிகிச்சைக்கு உள்ளாகும் சாத்தியமுண்டு.

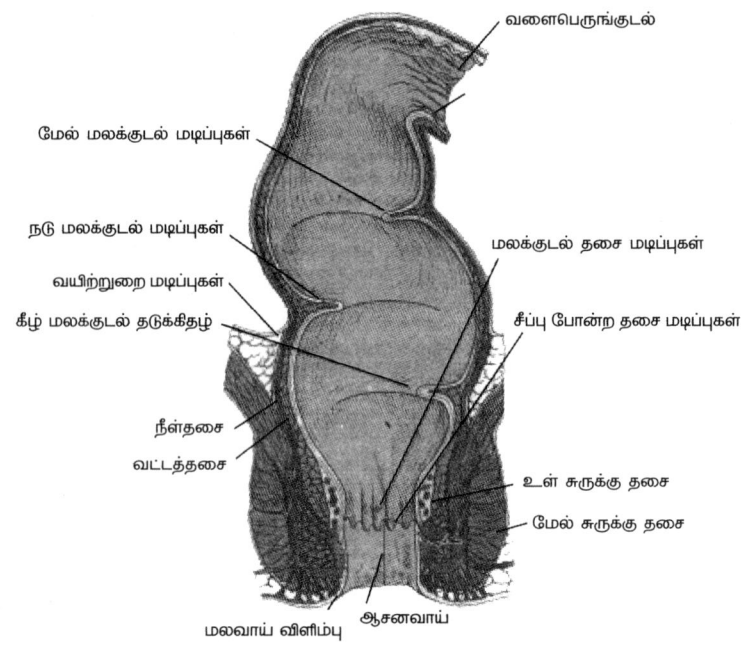

மலக்குடல் ஆசனவாய் அமைப்பு

ஆசனவாய் மலக்குடல்

ஆசனவாயும் மலக்குடலும், மலக்குடல் இணைகின்ற பகுதியில் நீள்தசை, உள் சுருக்குத்தசை, வெளிச்சுருக்குத் தசை மற்றும் பியூபோரெக்டாலிஸ் தசை சேர்வதனாலேயே உண்டாகிறது. இத்தசை ஆசனவாயில் விரல் கொண்டு பரிசோதிக்கும்போது, பின்புறமும் பக்கவாட்டிலும் நன்றாகத் தட்டுப்படும். இது, வெட்டுப்பட்டபின் கட்டுப்பாடற்று மலம் வெளியேறும்.

ஆசனவாய்

மலக்குடல் வளைவிலிருந்து அதாவது இடுப்புக்குழி உதரவிதானத்தினுள் நுழைவதிலிருந்து ஆசனவாய் திறப்பு வரையாகும்.

உள் சுருக்குத் தசை

இது தடித்த மலக்குடல் சுருக்குத் தசையின் தொடர்ச்சியான இயங்குதசை, இடுப்புக்குழி உதரவிதானத்தைக் கடக்கும்பொழுது, ஆரம்பமாகி ஆசனவாய் துவாரத்தில் முடிவடைகிறது. இவ்விடத்தில் விரலால் இத்தசையைத் தடவிப் பார்க்க முடியும். இவ்வால்வு சுருங்குதசை 2. 5 செ.மீ நீளமும், 2 முதல் 5 மி. மீ தடிப்பாகவும் உள்ளது. அறுவைசிகிச்சையின்போது, முத்துப்போன்ற வெண்மையான அடுக்கு அடுக்காக அமைக்கப்பட்டிருப்பதைக் காணலாம். ஆசனவாய் நோய்களில் பிடிப்பும் சுருக்கமும் உண்டாவதற்கு இத்தசையே காரணமாகும்.

நீள் தசை

மலக்குடலில் நீள் தசையின் தொடர்ச்சி பியூபோரெக்டாலிஸ் தசையுடன் இணைந்து காணப்படும். இது, விசிறி மாதிரி வெளிச்சுருக்குத் தசையின் கீழ்ப்பாகத்தில் காணப்படுவதோடு, ஆசன வாய்த் தோலிலேயே இணைக்கப் பட்டுள்ளது. இதற்கு எல்லிஷன் ஆசன வாய் தோல் சுருக்கி என்றும் பெயர் உண்டு. இப்பகுதி, ஆசனவாய்த் தோலில் இணைக்கப்படும் இடத்தில் தொற்று ஏற்பட ஒவ்வொரு அடைப்பிற்கிடையிலும் சீழ் அடைத்துக் கொண்டபின் மிகுந்த வலியைக் கொடுக்கும்.

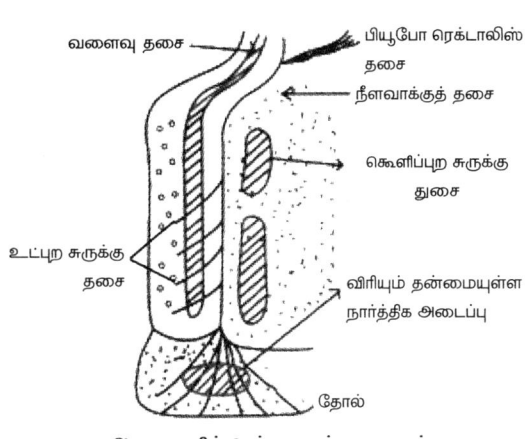

ஆசனவாயில் உள்ள சுருக்கு தசைகள்

வெளிச்சுருக்குத் தசை

வெளி, உள், தோல் அடிப்புறப் பகுதி என்று மூன்றாகப் பிரிக்கப்பட்ட இத்தசை, ஒன்றேயாகும். இத்தசையில், ஒரு பிரிவு வால் எலும்பிலும் ஒரு பிரிவு ஆண்களுக்கு நடுப்புறப் புட்டத்திலும், பெண் களுக்குப் புணர்வாயின் சுருங்கு தசையிலும் இணைக்கப்பட்டுள்ளது. அறுவைசிகிச்சையின்போது, இது ஒரே மாதிரி சிவந்த வெளிர் நிறத்தில் காணப்படும். இது, உள் சுருக்குத் தசை மாதிரி தானியங்கி அல்ல.

இயக்குதசையால் ஆனது. நீள்தசையானது வெளி, உள் சுருக்குத் தசை வழியாகச் செல்வதால் சுருக்குத்தசை பாதுகாப்பாக வைக்கப்பட்டுள்ளது. தானியங்கித் தசையும், இயக்குத்தசையும் சேருமிடத்தில் ஓர் இடைவெளி உள்ளது. இவ்விடத்தில் அப்போகிரைன் சுரப்பிகள் உள்ளன. இதில் சீழ் உண்டாகிப் பரவும் வாய்ப்பு உண்டு.

மலக்குடல் ஆசனவாய்ப் பகுதி நோயின் தானறிகுறிகள்

1. வலி (மலம் போகும் முன் அல்லது மலத்துடன்)
2. உறுப்புத் தள்ளுதல்
3. அரிப்பு
4. இரத்தம் அல்லது சளிப்போக்கு
5. மலம் கழிப்பதில் உள்ள வேறுபாடுகள், மலம் கழிக்க வேண்டும் என்ற உணர்வு
6. எடைக்குறைவு

11. மலக்குடல் இறக்கம்

(அ) மலக்குடல் உறுப்புத் தள்ளுதல் (Prolapse Rectum) - குழந்தைக்கும் வரும்

பகுதி இறக்கம், முழுமை இறக்கம் என இந்நோய் இரு வகைப்படும். மலக்குடலின் பகுதிகளான சளிப்படலம் மட்டும் இறங்குவது சளிப்படல இறக்கம் என்றழைக்கப்படுகிறது.

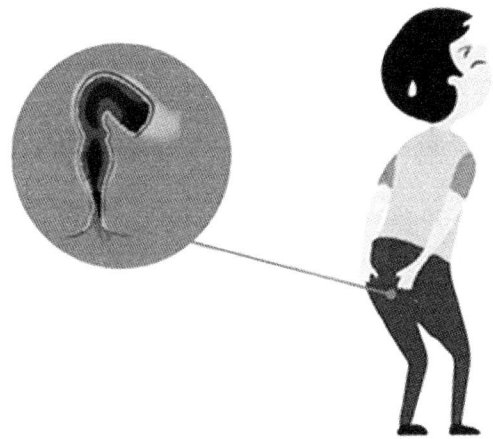

மலக்குடல் இறக்கம்

குழந்தைகள்

முக்கோண எலும்பு முடிவுப் பகுதி வளர்ச்சி முழுமைபெற்று வளைவு ஏற்படா மையினாலும், மலக்குடல் வளைவின்றி நேராக இருப்பதாலும் ஆசன வாய் தாங்கு திறன் குறைந்து நோய் ஏற்படுகிறது.

வயதானவர்கள்

மூன்றாம் நிலை 'மூலம்' உள்ள நோயாளிகளுக்கு இது ஏற்படலாம். பெண் களுக்கு, பேறுகாலத்தில் ஏற்படும் காயங் களால் மலக்குடல் இறக்கமும், ஆண்களுக்கு,

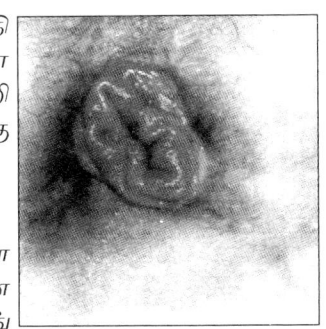

மலக்குடல் பகுதி இறக்கம்

சிறுநீர்ப்பாதையில் ஏற்படும் அடைப்பும் காரணங்களாக அமையும். வயது முதிர்ந்த காலத்தில் சுருக்குத்தசை உறுதிக் குறைவு காரணமாகும். புரைநோய் (பௌத்திரம்) அறுவையின்போது, ஸ்பிங்டர் அதிகமாக நீக்கப்பட்டால் ஏற்படலாம். மேலும், முதுகு அடிப்புறம் பலத்த அடி போன்ற காரணங்களால் உண்டாகும் நரம்புக் கோளாறுகளினாலும் ஏற்படும்.

முழுமையான இறக்கம்

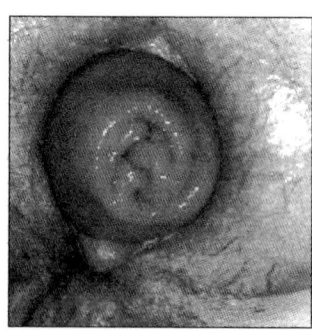

மலக்குடல் முழுமையான இறக்கம்

பகுதி இறக்கத்தைவிட இது குறைவாகக் காணப்படும். மலக்குடல் அனைத்துப் பகுதியும் ஆசனவாய் வழியாக இறங்கும். பலஹீனமாக முன்பக்க மலக்குடல் சுவற்றில் முதலில் ஆரம்பிக்கிறது. பொதுவாக, 3.75 செ.மீ இருந்தாலும் 10-15 செ.மீ வரை வரலாம். ஆசனவாய் சுருக்குத்தசை வலு குறைந்து தளர்ந்து காணப்படும். சிறு குழந்தைகளுக்கு இவ்வகை அரிது. பெரியவர்களுக்கு எந்த வயதிலும் தோன்றலாம் என்றாலும், வயதானவர்களுக்கு அதிகம் உண்டாகும். ஸ்பிங்டர் வலுவற்று காணப்படும். பெண்களுக்கு இவ்விறக்கம் பொதுவாகக் கருப்பை இறக்கத்துடன் காணப்படும் அல்லது கருப்பை அகற்றும் அறுவைக்குப் பிறகு இந்நோய் தோன்றக்கூடும். சுமார் 50% மலம் கட்டுப்பாடின்றி வெளியேறும்.

மருத்துவம்
பகுதி இறக்கம்

சிசு மற்றும் சிறு குழந்தைகளுக்கு இறங்கிய மலக்குடலை மீண்டும் வயிற்றுக்குள் அனுப்ப, குழந்தையின் தாய்க்குப் பயிற்சி தரவேண்டும். அதிகப்படியான வயிற்றுப்போக்கு, ஊட்டச்சத்து குறைவு ஆகியவற்றைச் சரிசெய்ய வேண்டும். அதே நேரம், வெளியே இறங்கிய உறுப்பை உள்ளே தள்ளி பிளாஸ்திரி கொண்டு புட்டத்தின் இருபுறமும் ஒட்ட வேண்டும்.

முதியவர்

தண்டுவட நோய்கள், காயங்கள், மனவளர்ச்சி குன்றியவர்கள் ஆகிய நோயாளிகளுக்குச் செய்வது, ஆசனவாய் குறுங்கச் செய்யும் அறுவையாகும். இந்த அறுவைக்குப் பிறகு, மலச்சிக்கல் ஏற்படாமல் தவிர்த்தால் நல்ல பலன் கிடைக்கும். சில நேரங்களில் மூல நோயும் இந்நோயுடன் சேர்ந்து இருப்பின், அதையும் சேர்த்து நீக்க வேண்டும்.

முழு இறக்கம்

வயிற்றைத் திறந்து செய்யப்படும் அறுவைசிகிச்சை வாலிப வயதில் தவிர்க்கப்படுகிறது. ஏனெனில், இடுப்புப் பகுதியில் அறுவை செய்யும்போது நரம்பு பாதிக்கப்பட்டு, கலவியில் ஈடுபட முடியாநிலை ஏற்படும் வாய்ப்பு உண்டு. ஆகவே இவர்களுக்கு, புட்டத்தில் ஸ்பிங்டர் திறன் ஏற்றுதல் போன்ற அறுவை சிறந்தது. முழு இறக்கத்திற்குப் புட்டம் வழியாகவே இரண்டு வகைகளில் அறுவை செய்யப்படுகிறது. இது தவிர, துளை அறுவை மூலமும் சிறப்பாக அறுவை மேற்கொள்ள முடிகிறது.

12. மலக்குடல் புற்று

மலச்சிக்கல், இரத்த ஒழுக்கு அலட்சியம் வேண்டாம்!

மலக்குடலில் புற்று உண்டான பிறகு, அதிலிருந்து இரவு பகலாகச் சளி மற்றும் இரத்தத்துடன் மலம் வெளிவரும். இது, மூலம்போல் அறிகுறியை உண்டாக்குவதால் பெரும்பாலும் அசட்டைச் செய்யப் படுகிறது. "ஆகவே, ஒரு சில வாரங்களைத் தாண்டி குறிப்பாக வயதானவர் களுக்கு இரத்தம் சளியுடன் மலம் வெளியேற உடன் அறுவை மருத்துவரை நாடி, ஆசனவாய் மலக்குடல் சோதனையை மேற்கொள்ள வேண்டும்"

பெருங்குடல், மலக்குடல் புற்று ஏறத்தாழ 1:4 என்ற விகிதத்தில் காணப்படுகிறது. மொத்தத்தில் பெண்களுக்குச் சற்று கூடுதலான அளவில் ஏற்படுகிறது. ஆணுக்கு நுரையீரல், இரைப்பைப் புற்றிற்கு அடுத்தபடியாக மலக்குடல் புற்று சுமார் 60 வயதில் 50 விழுக்காடும், பெண்களுக்கு 40-60 வயதில் அதிக விழுக்காடும் ஏற்படுகிறது.

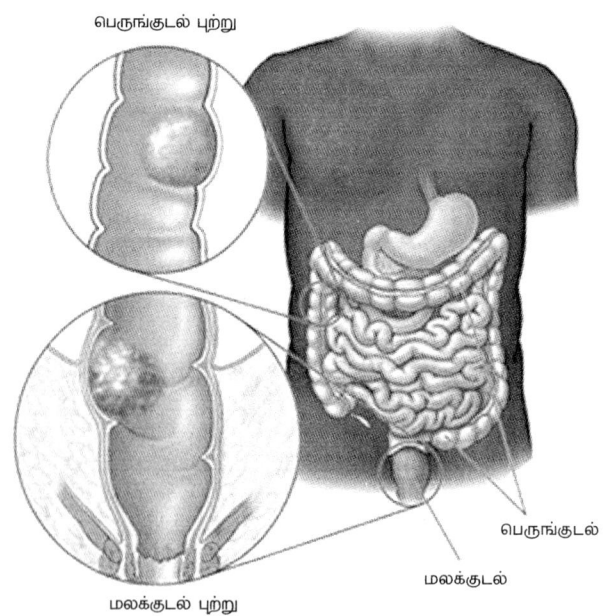

புற்று, ஆரம்பத்தில் ஒரு சிறு உருளைக் கட்டியாக ஏற்பட்டு, வெகு விரைவில் செல்கள் பெருகி வெளிப்புறமாக வளர்ச்சியின் விளிம்புகள் தெரிய வருகின்றன. குறைந்த அளவு வீரியமுள்ள புற்று, குடலை நோக்கியே வளரும்.

இக்குடலில் புற்றைத் தவிர, சில சமயம், தீங்கற்ற கட்டிகளும் காணப்படுகின்றன. இதன் மூலம் நாம் அறிவது, இத் தீங்கற்ற கட்டிகள் நாட்பட்டபொழுது, தீங்குள்ள புற்றாக மாறிவிடுகிறது என்பதே ஆகும்.

பரவும் முறை
புற்று அருகில் பரவும் முறை (Local Spread)

புற்று நீளவாக்கில் பரவுவதைவிட, சுற்றிப் பரவுவதே வழக்கம். கால் சுற்று பரவ ஆறுமாத காலம் ஆகும். 1½ முதல் 2 ஆண்டு காலம் முழுச்சுற்றும் பரவ தேவைப்படுகிறது. இவ்வளவு நாட்களும் மலக்குடலைச் சுற்றி உள்ள சவ்வினைச் சுற்றிப் பரவுவதில்லை. பரவ ஆரம்பிக்கும்போது, முன்புறம், ப்ராஸ்டேட், சிறுநீர்ப்பை ஆகியவற்றில் ஆண்களுக்கும், பெண்களுக்கும் புணர்வாய் மற்றும் கருப்பையிலும் பரவுகிறது. பக்கவாட்டில் பரவும்போது சிறுநீர்க்குழாய் பாதிக்கப் படுகிறது. பின்புறமாகத் தண்டுவட நரம்பில் பரவுகிறது.

நிணநீர் வழி பரவுதல் பெரும்பாலும் மேல் நோக்கிப் பரவுவதே அதிகம்.

கீழ்நோக்கிப் பரவுதல் மிக அரிது. இரத்த நாளம் வழி பரவுதல் ஒரு விதியாக மிகவும் நாட்பட்ட பின்பே நடைபெறுகிறது. வேகமாக வளரும் வகைப்புற்றுடன் இளம் நோயாளிகளுக்கு இரத்தநாளம் மூலம் பரவுகிறது. இவ்வழிப் பரவுதல் இரண்டாம் நிலைப்புற்றைக் கல்லீரல் (34%), நுரையீரல் (22%), அட்ரினல் (11%) ஆகியவற்றிலும், மீதமுள்ள 33% மூளை உட்பட மற்ற உறுப்புகளிலும் பரவுகிறது. மலக்குடல் ஆரம்பத்தில் தோன்றும் புற்று வயிற்றுறையை ஊடுருவிப் பரவக்கூடியது.

அறிகுறிகள்

மலக்குடல் புற்று இளம் வயதிலும் ஏற்படக்கூடும். புற்றின் ஆரம்ப கால அறிகுறிகள் அதிக துன்பத்தை ஏற்படுத்தாததால், சுமார் ஆறு மாதம் வரை மருத்துவ உதவி நாடப்படுவதில்லை. இப்புற்று பொதுவாக 55 வயதிற்குப் பிறகே உண்டாகிறது.

இரத்தப்போக்கு வருவது நிச்சயமானால், இது ஆரம்பகால அறிகுறியாகும். நேரம் காலம், குணம் போன்ற நிச்சயத் தன்மை ஏதும் அதற்கில்லை. சில சமயம், மலங்கழித்தபின் இரத்த ஒழுக்கு

ஏற்படலாம். சில சமயம் உள்ளாடை துணியைக் கறைப்படுத்துவதால் நோயாளிக்குத் தெரியலாம். பெரும்பாலான நோய் உள்மூலம் போன்று தோன்றும். நோயாளிக்குத் திரும்பத் திரும்ப மலமிளக்கி மருந்து மருத்துவரால் எழுதித் தரப்படுவதும் சில சமயம் நேர்வதுண்டு.

முழுமையற்ற மலம் கழித்த உணர்வு

மலம் கழித்த பின்பும் தொடர்ந்து மேலும் கழிக்க வேண்டும் என்கிற உணர்வு இருந்துகொண்டே இருக்கும். ஆரம்ப காலத்தில் இது மிக முக்கிய நோய்க்குறியாகும். பெரும்பாலும், மலக்குடல் கீழ்ப் பாதிப் புற்றில் இவ்வகை அறிகுறி நிரந்தரமாகக் காணப்படலாம். மேலும், ஒரு நாளில் பலமுறை மலங்கழிக்கவேண்டி வரும். ஆனால், சிறிதளவு இரத்தமும் சளியும் காற்றும் வெளியேறலாம். உணர்கிற அளவு மலம் வெளியாகாது, மலம் வெளியேறிய முழுமையற்ற உணர்வு தொடர்ந்து இருந்துகொண்டே வரும்.

மலங்கழிப்பில் பழக்க மாற்றம்

இது அடுத்த முக்கிய அறிகுறி. பொதுவாக மாற்றம் அதிகரிக்கும். மலச்சிக்கல் மலமிளக்கி மருந்தோ அல்லது அதில் அளவு அதிகரிக்கவோ வேண்டிய அவசியம் ஏற்பட்டு, வயிற்றுப்போக்கில் முடிவடையலாம். வழக்கமாக, காலையில் எழும் நேரத்திற்கு முன்பு எழுந்து மலத்தோடு சளியும் இரத்தமும் சேர்ந்து கழிப்பவர்கள், மலக்குடல் புற்றுநோயால் பாதிக்கப்பட்டவர்களாக இருப்பார்கள்.

வலி

நாட்பட்ட நோயாளிகளுக்கு இது ஏற்படலாம். பெரும்பாலும் குடல் அடைப்பு ஏற்படுவதால் வலி தோன்றலாம். ஆழமான புண்ணாகப் புற்று தோன்றும்போது, ப்ராஸ்டேட், சிறுநீர்ப்பை ஆகியவற்றில் ஊடுருவி வலி ஏற்படலாம். தண்டுவடத்தில் பரவும்போது, இடுப்பு நரம்புவலி ஏற்படும். இவை தாங்க முடியாத வலியாகத் தோன்றும். உடல் மெலிவு பற்றுகை காரணமாக இருக்கலாம்.

வயிற்றுப் பரிசோதனை

ஆரம்ப காலத்தில் ஏதும் அறியக்கூடியதாக இருக்காது. நாட்பட்ட நோயாளிகளுக்குப் பெருங்குடல் அறிகுறிகள் தோன்றலாம். சிலருக்குக் கல்லீரலில் பரவிய புற்று உணரக்கூடியதாக இருக்கும். வயிற்றுறையில் புற்று பரவினால் வயிற்றில் நீர் சுரந்து காணப்படும்.

ஆசனவாய் சோதனை

90% நோயாளிகளில் விரல் பரிசோதனையில் நோயை உணர முடியும்.

ஓர் அறிவுரை

ஒரு சில வாரங்கள் மலம், சளி, இரத்தம் ஆகியவை வெளிவரும் பொழுது, மலக்குடல் பரிசோதனை அல்லது பெருங்குடல் உள்நோக்கி சோதனையை மருத்துவர் அறிவுறுத்தும்போது, வெட்கப்பட்டு மருத்துவர் ஆணாக இருந்தாலும் பெண்கள் மறுக்காதீர்கள். ஆரம்ப நிலையில் மலக்குடல் புற்றை அறிந்தால் பெரும்பாலான சமயம் முழு குணம் பெற வாய்ப்புண்டு.

பெருங்குடல் உள்நோக்கி (Colonoscope)

பெருங்குடலில் புற்றைப் பார்த்து திசு சோதனை செய்ய இந்த உள்நோக்கி பெரும் பயனைத் தருகிறது.

பரிசோதனைகள்

பரிசோதனையாக வயிற்றை அல்ட்ரா ஸ்கேன், சிடி. ஸ்கேன் எடுக்க வேண்டும். இதுதவிர, மார்பு எக்ஸ்ரே, சிடி ஸ்கேன் நுரையீரலையும் எடுக்க, அங்கு புற்றுப் பரவி உள்ளதா என அறிய முடியும்.

அறுவைசிகிச்சைக்கு முன், நோயாளி சிகிச்சைக்கு ஏற்றவராக உள்ளவரா? மற்றும் புற்று பரவிய நிலை என்ன என்பதை நிச்சயப் படுத்திக்கொள்ள வேண்டியது அவசியம். அறுவைசிகிச்சைக்கு முன் அல்ட்ரா ஸ்கேன் அல்லது சி.டி. ஸ்கேன் ஈரல் பற்றுகையை பரவிய புற்று அறியவும் எடுக்க வேண்டும். இது தவிர, அல்ட்ரா ஸ்கேன் மலக்குடலினுள் வைத்து செய்தபின், புற்று உறுப்பு எல்லைக்குட்பட்டு இல்லாது பரவிய நிலையை அறியமுடியும் இதையே சி.டி. ஸ்கேன் மற்றும் (MRI) காந்த அதிர்வலை பகுப்பாய்வு படத்தின் மூலமும் அறியமுடியும்.

முடிந்தவரை அறுவைசிகிச்சை மிக அவசியமாகும். ஏனென்றால், புற்றை விட்டுவைப்பது நோயாளிக்குத் தீராத வேதனையளிப்பதாகும். இதோடு சேர்ந்த மற்ற நோய்கள் அல்லது தள்ளாத வயது என்பதைத் தவிர அறுவைக்கு விலக்கு, உடல் முழுக்க வயிற்றுறை உட்பட பரவிய நிலையேயாகும். கல்லீரலில் பற்றுகையாக ஒரு கட்டி மட்டும் இருப்பின் அதையும் சேர்த்து சிகிச்சை செய்ய வேண்டும். கல்லீரல் பற்றுகையை அறுவை மூலம் அகற்ற முடியாத நேரத்திலும் மலக்குடல் அறுவை நியாயப்படுத்தப்படுகிறது. ஏனெனில், இதன்மூலம் ஓரிரண்டு ஆண்டுகள் துன்பமின்றி நோயாளி வாழ முடியும்.

அறுவையின் நோக்கம், தொடர்புடைய பெருங்குடல் இணைப்பு அறுவையாகும். இம்முறைகள் அன்றி சில சமயங்களில் பெருங் குடலை ஆசனவாயுடன் பொருத்த வேண்டியதாகவும் உள்ளது.

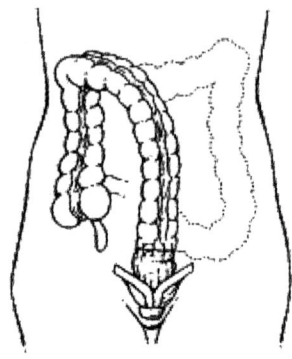

மேற்புற சுரிதசை காப்பு அறுவை
(Anterior Resection)

துளை அறுவை ஸ்பிங்டர் காப்பு அறுவை

இது, மலக்குடல் மேல்புற புற்றிற்கு ஸ்டேப்ளர் மூலம் செய்யப்படுகிறது. இவ்வகை அறுவை, துளை அறுவை மூலமும் செய்யப் படுகிறது.

இம்முறை அறுவையின்பொழுது, மலக்குடல் புற்றிற்குக் கீழே 2 செ.மீ அளவுக் புற்று இருக்குமாறு வெட்டி எடுத்த பிறகு, குடல் இணைப்பு செய்ய வேண்டும். இவ்விணைப்புகள் ஸ்டேப்ளர் துணை கொண்டும் செய்யப்படுகிறது.

ஊடுகதிர் மருத்துவம் (Radio therapy) எப்பொழுது கொடுக்கப்படுகிறது.

அறுவைக்குமுன் கொடுக்கப்படும். ஊடுகதிர் மருத்துவம் புற்றின் அளவைக் குறைத்து, அறுவைசிகிச்சை செய்யத் துணைபுரிகிறது. சில சமயம் ஊடுகதிர் மருத்துவத்துடன் புற்று எதிர் மருத்துவம் இணைந்தும் கொடுக்கப்படுகிறது. இதன் மூலம் புற்றின் அளவு சுருங்கி, அறுவை மருத்துவம் சுலபமாகச் செய்ய துணைசெய்கிறது. இது தவிர, இம்மருத்துவம் மறுமுறை தோன்றும் அறுவைக்குத் தகுதியற்ற புற்று, மறுமுறை வலியுடன் தோன்றும் புற்று ஆகியவற்றுக்குக் கொடுக்கப்படுகிறது. வசதி உள்ள நிலையில், அறுவைசிகிச்சையின் பொழுதே இம்மருத்துவம் கொடுக்கப்படுகிறது.

13. ஆசனவாய்
(The Anus And Anal Canal)

முடி கூட்டுக் குழிப்புண் (Pilonidal Sinus)
(புட்டத்தின் இடுக்கில் குழிப்புண்)

புட்டத்தின் நடுவில் குழிப்புண் நடுத்தர வயதினரிடையே தோன்றுகிறது. இது, புரை போன்று தோன்றினால் சற்று உயரத்தில் தண்டுவடம் முடியும் கடைசி எலும்பின் அடியில் காணப்படும். பெரும்பாலும் அறுவைசிகிச்சையே இதற்குத் தேவைப்படுகிறது.

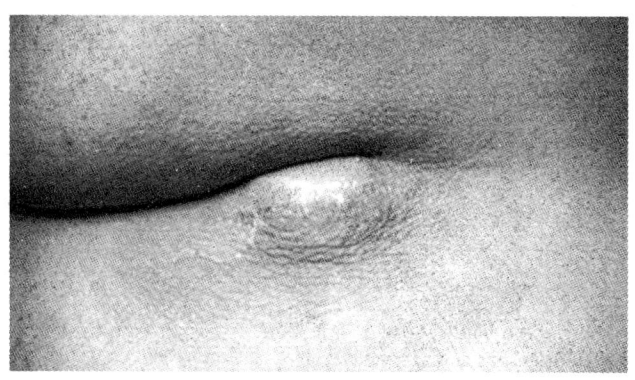

முடிக்கூட்டுக் குழிப்புண்

கூடு கட்டிய அமைப்பைப் போன்று முடிசுற்றிக்கொண்டு முடி நிறைந்த பகுதிகளில் புண்ணாகத் தோன்றுவதால் இதற்கு லத்தீன் மொழியில் பைலோனிடல் சைனஸ் என்று பெயர்.

காரணங்கள்

பிறவிக் கோளாறினால் சில சமயம் ஏற்படுகிறது என்ற கூற்று தற்பொழுது ஏற்றுக்கொள்ளப்படுவதில்லை.

உட்காரும்போது, புட்டத்தில் உடலின் எடை முழுவதும் இறங்குவதால், கழுத்து, முதுகு, புட்டம் ஆகிய பகுதிகளில் இருக்கும் முடி, உராய்வினால் உடைபடுகிறது. இதில், எப்பகுதியில் உடைந்த முடி இருந்தாலும் இவை புட்டத்தின் பின் பகுதியிலுள்ள குழியில்

வந்து சேருகிறது. இவ்வாறு சேர்ந்த முடி, கடினமான தரையில் உட்காரும்போதோ அல்லது வாகனங்களில் பயணம் செய்யும்போதோ உராய்வு அல்லது அதிர்வின் காரணமாக இரண்டு புட்டங்களுக்கும் இடையில் சென்று தோலைத் துளைத்துக்கொண்டோ அல்லது அங்கே உள்ள சுரப்பிகளின் திறந்த வாய் வழியாகவோ, உள்ளே சென்றடைகிறது. முடி உள்ளே புகுதலில் இந்நோய் ஆரம்பிக்கிறதா? அல்லது தோலில் ஏற்படும் சிறு அழற்சியின் காரணமாக தோல் மென்மையாகி, அதன் காரணமாக உள்ளே புகுந்துகொள்கிறதா? என்பது தெளிவாக அறியப்படவில்லை. இதன்மூலம் குழிப்புண் தோன்றிய பிறகு, அடுத்த வேறுபாடுகளின் காரணமாக முடி உள்ளுக்குள் இழுக்கப்படுகிறது. இரண்டாம் உலகப்போரில் பங்கேற்ற ஜீப் ஓட்டுநர்களுக்கு இந்நோய் பரவலாகக் காணப்பட்டது.

அறிகுறிகள்

நாட்பட்ட, மீண்டும் மீண்டும் குழிப்புண், முக்கோண எலும்பில், முதல் எலும்புக்கருகில் தோன்றும் புண்ணின் வாய்ப்பகுதியில் கொத்தாக முடி காணப்படும். அதிலிருந்து நாற்றமுடைய இரத்தம் கலந்த நீர் அல்லது முடியுடன் கலந்த நீர் வெளியாகும். புட்டத்தின் மையப்பகுதிக்குப் பக்கவாட்டிலும் குழி தோன்றலாம்.

வாழ்வின் முப்பதுகளில் அறிகுறிகள் தோன்றுகின்றன. இதற்கு அதிகமான வயதில் வரும் நோயாளிக்கும் இந்த வயதுக் காலத்திலிருந்தே இந்த நோய் இருந்து வருவதாகக் கூறுவார்கள். ஆண்களும், பெண்களும் 4:1 என்ற விகிதத்தில் பாதிக்கப்படுகிறார்கள். மேலை நாட்டில் கருப்பினத்தவர்களுக்கு முடி தடித்துக் காணப்பட்டப் போதிலும், இந்நோய் பெரும்பாலும் வெள்ளை இனத்தவர்க்கே உரித்தானது. தண்டுவடத்தின் அடிப்பகுதியில் வீக்கமும், வலியும் தோன்றும் அழற்சி மிக அதிகமான நேரத்திலும் வலி, காய்ச்சல் போன்ற அறிகுறிகள் அவ்வளவாக இருப்பதில்லை. ஆசனவாய்ப்புரை போன்ற இதுவும் முக்கோண எலும்பு நோக்கிப் பரவும். ஆனாலும் எலும்பை அடைவதில்லை. அழற்சி ஏற்பட்டு சீழ்க்கட்டியாக மாறி, தானாகவோ அல்லது அறுவை மூலமாகவோ உடைத்துக்கொள்ளும்போது இரண்டாம் நிலை குழிப்புண் தோன்றுகிறது.

சிகிச்சை

1. முதன்முறையாக இந்நோய் கண்டவர்களுக்கு, சுத்தப்படுத்துவதன் மூலமும், முடியை அகற்றுவதன் மூலமும், கிருமி நாசினி கொண்டு (சோப்பு) அடிக்கடி கழுவுவதன் மூலமும் ஓரளவு குணம் ஏற்படும். அதிகப்படியாக உட்காரும் வேலைகளைச் செய்யக் கூடாது.

2. ஒய்வு, சுத்தப்படுத்துதல், எதிர்உயிர் மருந்துகள் ஆகியவற்றால் குணமடையாமல் சீழ்க்கட்டியாகத் தோன்றும்போது, அதனைச் சிறு அறுவையின் மூலம் திறந்து உள்ளுக்குள் இருக்கும் முடி, சீழ் ஆகியவற்றை அகற்ற வேண்டும். இவ்வாறு தூய்மைப்படுத்தப்பட்ட அக்குழிப்பாதையில், சுத்தமான ஃபீனால் திரவத்தை விடுவதன் மூலம் குழிப்பாதையை அழிக்கலாம். மற்ற நேரங்களில் திட்டமிட்ட அறுவை சிகிச்சையே சிறந்தது.

14. ஆசனவாய் செயலிழப்பு அறியாது மலம் கழிக்கிறீர்களா?

ஆசனவாயில் அடைப்பான்கள் (ஸ்பிங்டர்கள்) உள்ளதால் தேவையான பொழுது திறந்து, பிறகு மூடிக்கொள்கிறது. இப்படி இல்லாத பொழுது மலக்கசிவு ஏற்படக்கூடும். சில சமயம், மிகச் சரியாக வெளியேறாது மலம் கட்டி கட்டியாக பெருங்குடலில் தங்கிய பின், மலம் ஆசனவாய் வழியாக ஒழுகுவது உண்டு. இந்நிலையில் மலத்தை எனிமா மூலம் வெளியேற்றுதல் போதுமானது. ஆனால் ஆசனவாயே செயலற்ற நிலையில் இருப்பின், அதன் காரணத்தை அறிந்து நிவர்த்தி செய்ய வேண்டும்.

குடல் இறக்கம், திசு அழிவு, முதுமை, நரம்புப் பழுது, பற்றாக்குறை நோய், உடல் பலவீனம், மனத்தளர்ச்சி போன்ற காரணங்களால் ஆசனவாய்ச் செயலிழப்பு ஏற்படுகிறது.

1. இறக்கம் — அ. வெளியிறங்கும் மூலம், மலக்குடல் இறக்கம்
2. திசு அழிவு — அ. புற்றுநோய்
   ஆ. ஊடுகதிர் வீச்சு
3. இயலாமை — அ. நோய்
   ஆ. முதுமை
4. குறைகள் — அ. பிறவிக் கோளாறுகள்
5. சேதம் — அ. காயம்
   ஆ. அறுவைசிகிச்சை
   இ. மகப்பேறு
6. நரம்புக் குறை — அ. தண்டுவட காயம்
   ஆ. நரம்பியல் அறுவைசிகிச்சை
   இ. தண்டுவட பிறவிக் கோளாறு
   (ஸ்பைனாபைபிடா)
7. மூளைக் குறைபாடு — அ. தள்ளாமை
   ஆ. மனநோய்கள்

மேற்கண்ட நோய்களுக்கு திறமை வாய்ந்த மருத்துவரை நாடுங்கள்.

இவை அனைத்திலும் முதுமைக் காலம், பேறுகால காயங்கள், அறுவை முறைகள் ஆகியவை முக்கியமான காரணங்களாகும்.

தெளிவாக நிச்சயிக்கப்பட்ட நோய் நாடல் மற்றும் அவசியப்பட்ட, குறிப்பிட்ட ஆய்வு முடிவுகள் ஆகியன நிச்சயமான சிகிச்சைக்கு ஆதாரமாக அமைகின்றன. தளர்வுற்ற அல்லது சேதமடைந்த சுரி தசையை (ஸ்ரிங்டர்) பலப்படுத்துவது அல்லது சரிசெய்வது என்ற முறையில் அறுவைசிகிச்சை மேற்கொள்ளப்படுகின்றன.

15. ஆசனவாய் தெறிப்பு (Anal Fissure) அல்லது வெடிப்பு
கோபம் கோபமா வரும்
தாங்கமுடியாத வலியும் ஏற்படும்

மலம் கழிப்பதில் சிக்கல் தோன்றும்பொழுது, அவசரமாக வேலைக்குச் சரியான காலத்தில் செல்ல வேண்டும். என்ற நிலையில் மலம் கழிக்க முக்கும்பொழுது, ஆசனவாயில் தெறிப்பு ஏற்பட்டுத்

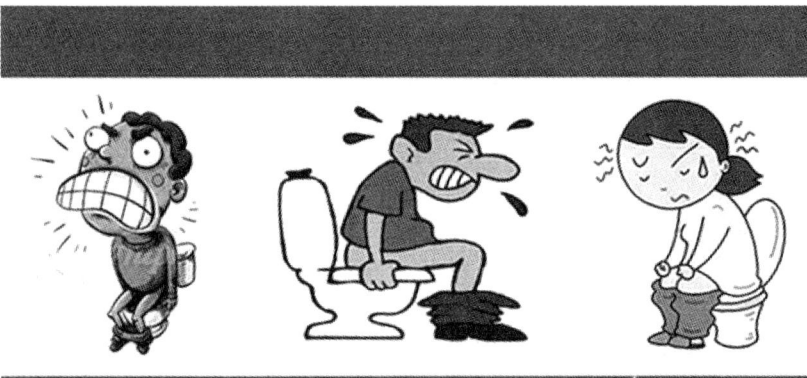

தாங்கமுடியாத வலி தோன்றும். இந்நிலையில், மலம் கழிப்பது என்பது மரண வேதனையாக உள்ளது என்று நோயாளிகள் கூறுவர். வலி பொறுக்க முடியாத நிலையில், வீட்டில் உள்ளோரிடம் கடுகடுப்பாக, கோபமாக, சிடுசிடுப்பாக இருப்பர். இதனைக் குறிப்பிடும்படிதான் 'மூலம் வந்தவன் மாதிரி' ஏன் இருக்கிறாய்? என்ற சொலவடை தவறுதலாகப் பயன்படுத்தப்படுகிறது. இதனால்தான் கவிப்பேரரசு இரவில் மனச்சிக்கலின்றியும் காலையில் மலச்சிக்கலின்றியும் இருந்தால் வாழ்வு இனிதாக இருக்கும் என்று கூறினார் போலும்.

ஆசனவாயில் தோன்றும் நீளவாக்குப் புண்ணே ஆசனவாய்த் தெறிப்பாகும். இத்தெறிப்பு, ஆசனவாயின் கீழ்ப்புறமாக நடுக்கோட்டில் 90% ஏற்படுகிறது. இதற்கு அடுத்தபடியாக, சில சமயம் மேற்புற நடுக்கோட்டிலும் ஏற்படுகிறது.

நோய் அறிதல்

ஆசனவாய் தெறிப்பு ஏன் கீழ்ப்புறமாக நடுவில், அதிக அளவில் ஏற்படுகிறது என்பதற்கான காரணம்: மலக்குடல் கீழ்ப்புறச் சுவரின் வளைவு, முக்கோண எலும்பு வளைவில் திடீரென வளைந்து பின்புற மாகச் செல்கிறது. மலம் கழிக்கும்பொழுது, கடினமாக மலத்தின் அழுத்தத்தினால் பின்புறமுள்ள ஆசனவாய் அழுத்தப்பட்டு, அதன் மேல் உள்ள திசு விறைப்புக்கு உள்ளாகும். இவ்விடம், அதிக அளவு தசையினால் பிடிப்பற்றதாக இருப்பதால், கட்டியான மலம் வெளிவரும் பொழுது, அவ்விடம் தெறிப்பதற்கு ஏதுவாக உள்ளது. பெண்களுக்கு, குறிப்பாகக் குழந்தை பெற்றவர்களுக்கு ஆசனவாயின் மேற்புறத்தில் தெறிப்பு ஏற்படுகிறது.

சிலருக்குச் சரியான முறையில் மூல நோய் அறுவைசிகிச்சை செய்யாது அதிக அளவு தோலை அகற்றுவதால், ஆசனவாய்க்குறுக்கம் ஏற்பட்டு வடு தோன்றுவதால், மலம் கடினமாக வெளியேறும்பொழுது தெறிப்பு ஏற்படும்.

நோய்க்குறி

இந்நோய் திடீர் அல்லது நாட்பட்டது என இரு வகைப்படும். வலி என்பது ஒரு முக்கியமான அறிகுறி. எனெனில், இங்குள்ள திசுவானது உணர்ச்சி கூடுதலானது.

ஆசனவாய்த் தெரிப்பு

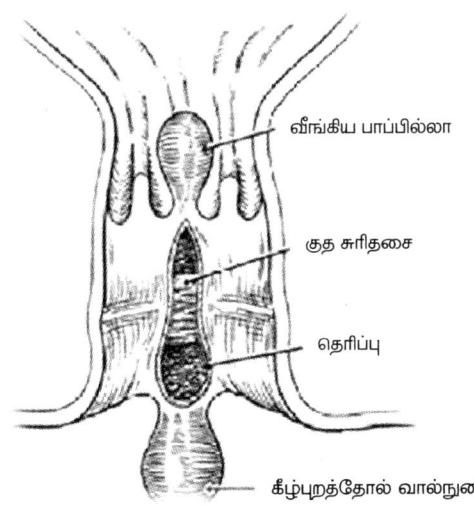

வீங்கிய பாப்பில்லா
குத சுரிதசை
தெரிப்பு
கீழ்புறத்தோல் வால்நுனி

திடீர் ஆசனவாய் தெறிப்பு

ஆழமான தெறிப்பு, தோலிலிருந்து ஆசனவாய் உட்புறம் வரை உண்டாகும். இதன் அடிப்புறம், சிறிதளவு அழற்சியுடன் வீங்கி ஸ்பிங்டர் சுருங்கிக் காணப்படும்.

நாட்பட்ட ஆசனவாய்த் தெறிப்பு

படகு வடிவான தெறிப்பு, அழற்சியுடன் ஓரங்கள் தடித்து மேற்புறம் வடுத் திசுக்களுடன் காணப்படும். கீழ்ப்புறத் தோல், வால்நுனிபோல் இருக்கும் பொதுவாக, தொற்று ஏற்பட சீழ்க்கட்டியாக மாறும். பிறகு, அது உடைந்து புரையாக மாறக்கூடும்.

அறுவைசிகிச்சையில் தெறிப்பை அகற்றி, திசுப் பரிசோதனைக்கு அனுப்பவேண்டியது அவசியம்.

அறிகுறிகள்

ஆசனவாய் தெறிப்பு, பெண்களுக்கு நடுத்தர வயதில் அதிகமாகத் தோன்றும். தசைகள் வலுவிழந்திருப்பதால் முதிய வயதில் மிக அரிது. குழந்தைகளுக்குத் தெறிப்பு அரிதன்று. சில சமயங்களில் பிறந்த சிசுக்களுக்குக்கூட இது ஏற்பட்டு, மலக்குடல் வீக்கம் ஏற்படும்.

வலி

பொறுக்க முடியாத வலி சுரீர் என்று மலம் கழிக்கும்பொழுது ஏற்படும். இதுவே, மலம் கழித்த பிறகு ஓரிரு நிமிடத்திற்குத் தொடரும். ஒரு விதியாக வலி திடீர் என்று மறைந்து, நோயாளி வலியற்றுக் காணப்படுவார்கள். இவ்வலி, சில நாட்களிலிருந்து சில வாரங்கள்கூட திரும்பத்திரும்ப தோன்றும். ஆகவே, நோயாளி மலம் கழிப்பதைத் தவிர்ப்பார்கள்.

இரத்த ஒழுக்கு

மிகக்குறைந்த அளவு இரத்தம் மலத்துடன் கோடாக ஒட்டி வெளிவரும். நாட்பட்ட இந்நோயால் அவதிப்படுபவர்களுக்கு ஆசனவாயில் கசிவு வெளிவரும்.

சோதனை

ஆசனவாயில் தோல் வால் நுனிபோல் நீட்டிக்கொண்டு இருக்கும். ஆசனவாய் சுருங்கி, இறுக மூடி உட்சென்று காணப்படும். புட்டத்தைச் சற்று விலக்கிப் பார்க்க, தெறிப்பின் கீழ்ப்புறநுனி தெரியும். அது, வலி பொறுக்க முடியாததாக இருக்கும்.

பல தெறிப்புகள்

ஆசனவாய் தோலில் பல தெறிப்புகள், தோல் வியாதி, சொரிதல் மற்றும் குடல் அழற்சியினால் ஏற்படும். ஆசனவாய் தெறிப்பு, ஓரினப்புணர்ச்சி, விளையாட்டுச் சாமான்களை ஆசனவாயில் உட்புகுத்திக்கொள்ளுதல் மற்றும் பால்வினை நோயினாலும் இரு பாலருக்கும் தெறிப்புகள் பலவாக ஏற்படும்.

மருத்துவம்

ஆசனவாய் தெறிப்பு அகற்று அறுவை

வலி மிகக் கொடுமையாக உள்ளதால், எல்லா நோயாளிகளும் உடன் இதற்கு மருத்துவம் பெற்று வலியிலிருந்து விடுபடத் துடிப்பார்கள். மருத்துவம் செய்ய குறிக்கோளாகக் கொள்ளவேண்டியது, உட்புற அடைப்பானை (ஸ்பிங்ஃடரை) முழுவது மாகத் தளர்த்திவிடுவதுமே ஆகும். இத்தெறிப்பில் வரும் கேடுகளைத் தவிர்க்க முயற்சி செய்தால், ஆசனவாய் இசிவு மறைந்த நிலையில் இத்தெறிப்பு மெதுவாகத் தானாகவே குணமாகும்.

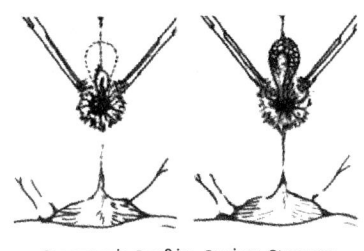

அழற்சி குறைவாக உள்ளபொழுது, திடீர் மேற்புறத் தெறிப்பு களுக்குச் சாதாரண மருத்துவம் போதுமானது. ஆசனவாய் ஸ்பிங்டர் தசையை விரிவாகத் தளர்த்த டில்டிஅசம் (Diltiazem) களிம்பு தற்பொழுது பயன்பாட்டிற்கு வந்துள்ளது.

அறுவைசிகிச்சை

சுரிதசையை விரிவாக்குவதே சுலபமான சிகிச்சை. நடுவிரலையும் ஆள்காட்டி விரலையும் இரண்டு கை களாலும் ஒரே சமயத்தில் உள்ளே செலுத்தி, ஆசனவாயை முடிந்த அளவு பொது மயக்க மருந்து கொடுத்து விரிவுபடுத்த வேண்டும். நோயாளி, சிகிச்சைபெற்ற நாளன்றே வீட்டிற்குச் செல்லலாம்.

இம் மருத்துவம் சிறப்பாக அமையாத நாட்பட்ட தெறிப்பு தோல் வாலுடன் இருக்கும் நிலை, மற்றும் சளித் தொங்குதசை இருப்பின், பொது மயக்கம் அளித்து, அறுவை சிகிச்சை மேற்கொள்ளப்படுகிறது.

16. மூலம் (Haemorrhoids)

மூலம், நமது நாட்டு மக்களுக்கு நன்றாகத் தெரிந்த நோய். காலம் காலமாக மனிதனை வாட்டும் நோய்களில் ஒன்று. ஆண், பெண், ஏழை, பணக்காரர், வாலிபர், வயோதிகர் என்ற வேறுபாடு இன்றி எல்லாத் தரப்பினருக்கும் வரக்கூடியது இந்நோய். இதற்கு மூல காரணம் மலச்சிக்கல். காலையில் மலம் போனபின், இரத்தம் பீச்சாங்குழாயில் வருவது போல் அல்லது சொட்டுச் சொட்டாக வரக்கூடும்.

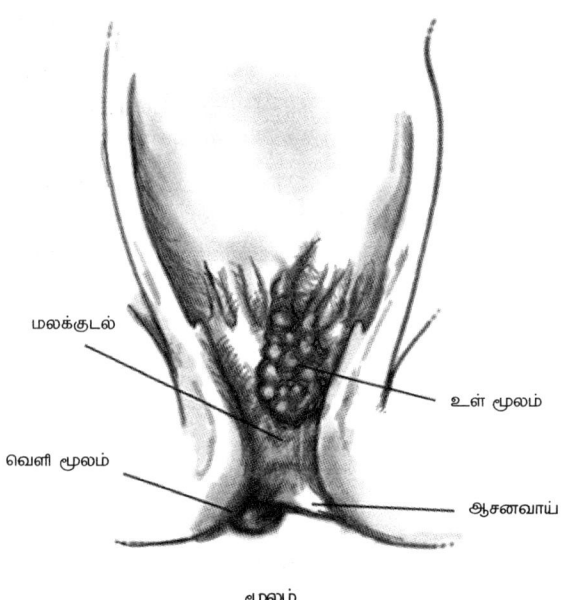

மூலம்

இதற்கு, உரிய மருத்துவம் தேவை. ஆனால் இப்பொழுது சில போலி மருத்துவர்கள் இதனைக் கத்தியின்றி இரத்தமின்றி சரிசெய்து விடுவதாக விளம்பரம் செய்து அறுவை புரிகின்றனர். விளக்குக் கம்ப போஸ்டர்களைப் பார்த்து நம்பாதீர்கள், ஏமாற்றமடைவீர்கள். எந்த விதமான சுத்திகரிப்பும் அற்ற இடம் மற்றும் கருவிகளால் அறுவை மேற்கொள்ளப்படுகிறது. இவ்வறுவையின்போது அமிலம்

பயன்படுத்தப்படுவதால் ஆசனவாயில் புண், சீழ்க்கட்டி ஏற்பட்டு ஆறாதபுண் உண்டாகிறது. சிலருக்கு அங்கு உண்டாகும் புண் கீழ் கல்லீரலைத் தாக்கி மரணத்தை உண்டாக்குகிறது. ஆகவே, கவனம் தேவை. மூலம் எனப்படுவது ஆசனவாய் மலக்குடல் பகுதியில் நடு, மேல் மற்றும் கீழ் மலக்குடல் (இரத்தக்குழாய்) களில் காணப்படும் பெருத்த சுருள் சிரையாகும்.

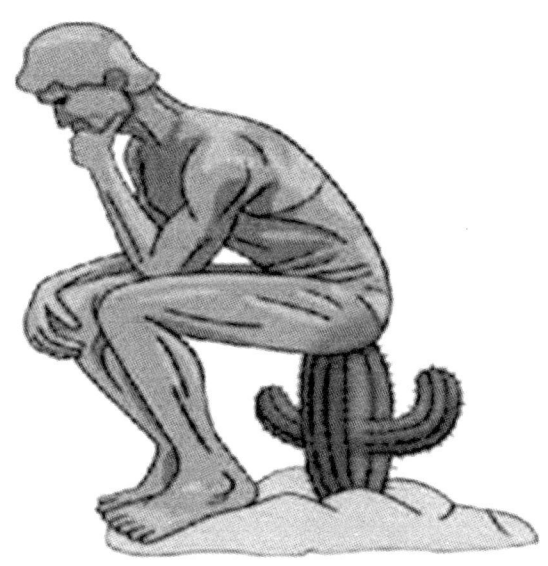

மூலம், ஆசனவாய்க்கு உள்ளே அல்லது வெளியே காணப் படுவதைப் பொறுத்து உள்மூலம், வெளி மூலம் என்று கூறப்படுகிறது. உள்மூலம் சளிப்படலத்தாலும், வெளி மூலம் தோலாலும் மூடப் பட்டிருக்கும். சில சமயங்களில் மற்ற முக்கிய நோயின் அறிகுறியாகத் தென்படும்.

1. மலக்குடல் புற்றில், உயர் மலக்குடல் சிரை (இரத்தக்குழாய்) அழுத்தப்படுவதாலோ அல்லது இரத்தம் உறைவதாலோ உண்டாகலாம். இதனால் எல்லா மூலநோய்களிலும் மலக்குடலையும் வளை பெருங்குடல் சந்திப்பு வரை பரிசோதிப்பது அவசியமாகிறது.

2. பேறுகால மூலநோய், கருவுற்ற காலத்தில் கருப்பை உயர் மலக்குடல் சிரையை அழுத்துவதாலும், புரோஜெஸ்டிரான் சிரைச் சுவற்றில் மாற்றங்களை விளைவிப்பதாலும் உண்டாகிறது.

3. முக்கி சிறுநீர் கழிப்பதனாலும் மூலம் உண்டாகலாம்.

உள்மூலம்

பொதுவாக உள் அல்லது வெளி மூலமாக இரண்டு வகையாகக் காணப்படும். முக்கியமாக இந்த உள்மூலம், உள் மலக்குடல் சிரைப் பின்னலில் உண்டாகும்.

காரணவியல்
பரம்பரை (Hereditary)

இந்நோய் ஒரு குடும்பத்தில் பலரிடம் காணப்படுவதால், பிறவியிலேயே இச் சிரைகளின் சுவர் பழுதுபட்டிருக்கலாம். காலில் காணப்படும் சுருள் சிரை (Varicose Vein) உள்ள நோயாளிகளுக்கு மூலமும் காணப்படலாம்.

உடல் உருவ அமைப்பு (Morphological)

நாலுகால் பிராணிகளில், மலக்குடலிலிருந்து இரத்தம் இதயத்திற்குச் செல்வதைப் புவிஈர்ப்பு அதிகப்படுத்தாவிட்டாலும் குறைப்பதில்லை. அதனால் சிரைகளில் வால்வு தேவைப்படுவதில்லை. மாறாக மனிதர்களுக்கு இரத்த ஓட்டம் வால்வில்லாத கீழ் மலக்குடலில் உள்ள சிரைகளில் அழுத்தத்தை அதிகரிக்கிறது. சில கிழட்டு நாய்களைத் தவிர மற்ற பிராணிகளில் மூலத்தைக் காண்பதரிது.

தூண்டப்படும் காரணங்கள் (Exacerbating Factor)

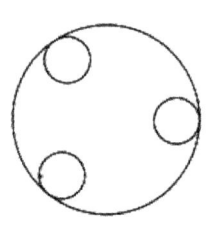

கடிகார மணி இடங்களை ஒத்து 3, 7, 11 இடங்களில் உள்மூலம் பொதுவாகக் காணப்படும்

மலம் இறுகி, அதனால் மலம் கழிக்கும்போது முக்குவதாலும், அடிக்கடி மலமிளக்கி உபயோகிப்பதாலும் மூலம் உண்டாகலாம். சில சமயங்களில் வயிற்றுப்போக்கு, பேதி, பெருங்குடல் அழற்சி அறிகுறியற்ற மூலத்தைத் தீவிரப்படுத்தலாம்.

உடல் பருமனாக இருப்பவர்கள், உட்கார்ந்தே இருப்பவர்கள், ஓட்டுநர்கள், அதிக நேரம் நின்று கொண்டே இருப்பவர்களுக்கு ஆசனவாய் அருகே இருக்கும் இரத்த நாளங்களின் மூலம், மூலம் வர வாய்ப்பு இருக்கிறது. மூலத்திற்கு மிக முக்கிய காரணமே மலச்சிக்கல்தான்.

உள்மூலமாவது, உயர் மலக்குடல் தமனிகளில் கடை கிளைகளுக்கு ஒப்ப முறையே 3, 7 மற்றும் 11-ம் கடிகார மணி இடங்களை ஒத்து பெருத்து காணப்படும். இம் முக்கிய மூன்று நிலைகளுக்கு இடையில் சிறு இரண்டாம் நிலை மூல முனைகளைக் காணலாம்.

தண்டுப்பகுதி (Pedicle)

இப்பகுதி, மலக்குடலில் ஆசனவாய் மலக்குடல் வளைவுக்கு மேல் இளஞ்சிவப்பு சளிப்படலத்தால் மூடப்பட்டிருப்பதை ஆசனவாய் உள்நோக்கியால் காணலாம்.

உள்மூலம்

இது ஆசனவாய் மலக்குடல் வளைவிலிருந்து கருஞ்சிவப்பு அல்லது ஊதா நிறத்தில் சளிப்படலம் மூடிய நிலையில் காணப்படும்.

நோய்க் குறியியல்
இரத்தப்போக்கு

மூல நோயின் முக்கியமான ஆரம்ப அறிகுறி, இரத்தப் போக்காகும். ஆரம்பத்தில் குறைந்த அளவு இரத்தப்போக்கே (மலம் கழிக்கும் போது) கருஞ்சிவப்பு நிறத்தில் காணப்படும். இரத்தம் பூவாளியிலிருந்து ஊற்றுவதுபோல் இருக்கும். இந்நிலை சில மாதங்கள் அல்லது ஆண்டுகள் நீடிக்கலாம்.

வெளியே தள்ளிய மூலம்

நாட்பட்ட மூலம், கீழே இறங்கி ஆரம்பத்தில் மலம் கழிக்கும்போது சிறிதே இறங்கி மூலம் தானாகவே உள்ளே செல்லும். இது முதல் நிலை மூலம் ஆகும். நாட்கள் செல்லச் செல்ல கீழ் இறங்கிய மூலம் தானே உள்ளே செல்ல முடியாமல் நோயாளி தன்விரல் கொண்டு உள்ளே தள்ளவேண்டிவரும்.

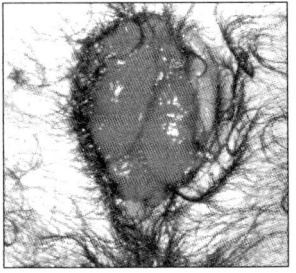

இரண்டாம் படிநிலை - உள்மூலம்

இன்னும் சிறிது நாட்கள் செல்ல, மூலம் பகற்பொழுதில் மலம் கழிக்காத நிலையில்கூட நோயாளி சோர்வுற்ற பொழுதும் மற்றும் வேலை செய்யும்போது கீழே இறங்கி வெளியே காணப்படும். இச்சமயத்தில் மூலம் தொந்தரவு கொடுப்பதோடு, மலக்குடலின் ஒரு பகுதிபோல் தோன்றும்.

கசிவு (Discharge)

வெளித்தள்ளிய மூலத்தில் சளி போன்ற கசிவு காணப்படும். இச்சளி, விரிந்த சளிப்படலத்திலிருந்து உண்டாகும்.

வலி

சிக்கல் வராத வரை மூலத்தில் வலி உண்டாவதில்லை. உள்நோக்கும் போது உள்மூலம் எளிதில் காணப்படுவதில்லை. நாட்பட்ட நோயின் ஆசனவாய்த் தோல் மடங்கியும், தொங்கியும் ஆரம்ப நிலை மூலம்

உண்டாகும். மூன்று இடங்களில் ஒன்று அல்லது அதற்கு மேற்பட்ட இடத்தில் காணப்படும். நோயாளி முக்கும்போது, உள்மூலம் தற்காலிக மாக வெளியில் தோன்றும். ஆனால், கடைநிலையில் கீழிறங்கிய மூலம் வெளியே காணப்படும்.

சிக்கல்கள்

இரத்த ஒழுக்கு

அதிகமான இரத்தப்போக்கு காணப்படலாம். முக்கியமாக ஆரம்ப இரண்டாம் நிலையில் இது காணப்படும். பொதுவாக இப்போக்கு வெளியில் உண்டாகலாம். உள்ளே சென்று அல்லது தள்ளப்பட்ட மூலத்தினால் மலக்குடலினுள்ளும் காணப்படலாம்.

நெருக்கப்படல் (Strangulation)

ஒன்றும் அதற்கு மேற்பட்ட உள்மூலம், உள் சுருக்குத் தசையினால் இறுகப் பிடிக்கப்படலாம். மேலும், சிரைகளில் தடை உண்டாவதால் சிவந்து காணப்படும். இரண்டாம் நிலை மூலத்தில், பொதுவாகக் காணப்படும் இச்சிக்கல்களினால் உண்டாகும் தாங்க முடியாத வலியை நோயாளி, 'தீவிர மூலம்' என்று கூறுவர். ஒன்று அல்லது இரண்டு மணி நேரத்திற்குள் விடுவிக்கப்படாத நெருக்கப்பட்ட மூலத்தில் இரத்தம் உறைதல் உண்டாகும்.

இரத்தம் உறைதல் (Thrombosis)

இதனால் தாக்கப்பட்ட மூலம், கருநீல நிறத்துடன் கெட்டியாகக் காணப்படும். ஆசனவாய்த் தோல் வீங்கியும், இரத்தம் உறைவுற்று நெருக்கப்பட்ட மூலத்தில் வலி குறைந்து தொடும்போது வலியும் உண்டாகும். நெருக்கப்பட்டு, இரத்தம் உறைந்த மூலத்தின் மேற்புறத் தோலில் புண் உண்டாகும்.

அழுகல் (Gangrene)

நெருங்குதல் இருக்கும்போது தமனியும் நெருக்கப்பட்டு இரத்த ஓட்டம் தடைபடுவதாலேயே, நெருக்கப்பட்ட மூலம் அழுகத் தொடங்குகிறது. இது, குறிப்பிட்ட சில இடங்களில் சளிப்படலத்தில் மட்டும் காணப்படும். சில சமயங்களில், அரிதாக முழு மூலமும் அழுகிப் புண் ஏற்பட்டு, நாட்பட ஆறும். வெகு அரிதாக இவ்வடுக்கள் மேல் நோக்கிச் சென்று ஆசனவாய், மலக்குடல் சலிப்படலத்தையும் பாதிக்கும். இதனால் தொற்றுடன் சீழ்த் தொற்றும் உண்டாகும்.

நாராதல் (Fibrosis)

இரத்தம் உறைந்தபின், உள்மூலம் சில சமயங்களில் நார்த்திசு படிந்து இருக்கும். ஆரம்பத்தில் அசையாமலிருந்து நார்த்திசு மூலம்

மலத்துடன் கீழே தள்ளப்படுவதால் நாளடைவில் தொங்கும். இது வெண்மையாக இருப்பதால், சிவந்த சளிப்படலத் தொங்கு தசையிலிருந்து எளிதில் வேறுபடுத்தி அறியலாம். தற்காலிக நெருக்கத்தால் ஆரம்ப மூலத்தில் தோல் அடிப்பாகம் நாராகும். வெளிமூலம் நாராகும் பொழுது உள்மூலம் சுலபமாகக் கீழே தள்ளப்பட ஏதுவாகிறது.

சீழ்க்கட்டி (Supperation)

பழுத்து சீழ்க்கட்டி உண்டாவது மூலத்தில் அரிது. சில சமயங்களில் இரத்தப் படிவு மூலத்தில் தொற்று ஏற்படுவதாலேயே உண்டாகிறது. குத்து வலியுடன், ஆசனவாய் அருகில் கட்டியாகவோ சளி அடிப்படலச் சீழ்க்கட்டியாகவோ உருவெடுக்கும்.

உள்மூல மருத்துவம்

தற்காலிக மருத்துவம்

மலக்குடல் புற்றுடன் காணப்படும் உள் மூலம் தவிர, மற்ற காரணங்களால் உண்டாகும் உள்மூலத்திற்கு மட்டுமே இச்சிகிச்சை செய்யப்படுகிறது. ஐசோகால் மலமிளக்கி கொடுப்பதோடு, பல்வேறு களிம்புகளை உள் செலுத்தியோ அல்லது அகத்தே வைக்கும் குளிகை (Suppositories) மூலமாகவோ முயற்சிக்கலாம்.

வெளித் தள்ளிய அழற்சி மூலம்

இதற்குக் கிளிசரின் தோய்த்த துணியை வைத்து கட்டுப்போட வீக்கத்தைக் குறைக்கலாம். நுண்ணுயிர் எதிர்உயிர் மருந்து துணையுடன் அறுவை மருத்துவமே மூலத்தை முழுவதும் அகற்ற உதவும். சில சமயம், அவசர சிகிச்சையாக உள்புற ஆசனவாய் சுரிதசை வெட்டப்பட்டு, வலி நீக்கப்பட்டு குணமாக்கப்படுகிறது.

தீர்மான மருத்துவம்

இவ்வகை மருத்துவத்தில் ஊசி மூலம் மருந்து செலுத்துதல் மற்றும் மூல அறுவைசிகிச்சை என்ற இரண்டு வகை உண்டு. நோயின் தன்மைக்கு ஏற்ப இது மாறுபடும். வயதான மற்றும் தளர்ந்த நோயாளி களுக்கும் இச்சிகிச்சையைச் செய்யலாம்.

ஊசி மருத்துவம்

இரத்தப்போக்குடன்கூடிய முதல்நிலை மூலத்திற்கும், ஆரம்ப இரண்டாம் நிலைக்கும் செய்யப்படுகிறது. இதன்பிறகு, மூலம் திரும்ப வரும் சாத்தியமுண்டு.

இறுக்கு வளைய சிகிச்சை (Banding treatment)

ஊசி மருந்து சிகிச்சைக்கு ஏற்றதாக அமையாத, பெரிதாக உள்ள இரண்டாம் நிலை மூலத்திற்கு, பொறியின் உதவியுடன் மூலத்தின்

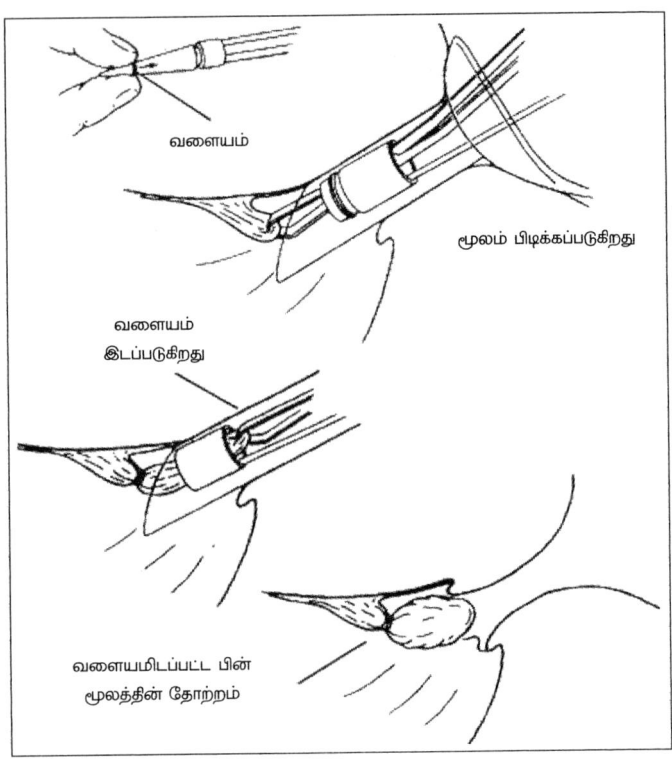

அடிப்பகுதியை இறுக்கும் இரப்பர் வளையத்தைப் பொருத்துதல் சிறந்தது.

உறைநிலை அறுவை (Cryo Surgery)

திரவ நைட்ரஜனை மூலத்தில் செலுத்தும்போது அது 190^0 செ. - 196^0 செ. குளிர் நிலைக்குச் சென்று திசு அழிவுற ஏதுவாகிறது. இம்முறை வலியற்றது. வெளி நோயாளிப் பிரிவிலேயே செய்ய முடியும்.

லேசர்

லேசர் கதிர்வீச்சுகளின் மூலம் இரத்தவிரயமின்றி மூலத்திற்குச் சிகிச்சை அளிக்கப்படுகிறது.

அறுவைசிகிச்சை

கீழ்க்காணும் மூலங்கள் ஊசிமுறை மருத்துவத்திற்கு ஏற்றவையல்ல.

1. மூன்றாம் நிலை மூலம்
2. தற்காலிக முறை தோல்வியுற்ற இரண்டாம் நிலை மூலம்.

3. நார்த்திசுவான மூலம்
4. உள், வெளி மூலம் (வெளிமூலம் தொங்கு தோலுடன்கூடியது)
5. மூலத்தண்டில் தமனித்துடிப்பு

மேற்கண்ட மூலங்களுக்கு அறுவை மருத்துவமே சிறந்தது.

திறந்த மூலம் அறுவையினால் வேதனை குறையும். அவற்றை முறையாகக் கட்டியை வெட்டிக் களைவதும், அதனால் ஏற்படும் இரத்த ஒழுக்கை நிறுத்துவதும் மருத்துவத்தில் பொதுவாக மேற்கொள்ளப் படுகிறது.

சில மருத்துவமனைகளில், மூடிய நிலையில் மூல அறுவை செய்யப்படுகிறது.

நோயாளியை ஜாக் நைப் மாதிரி படுக்கவைத்து, இரண்டு புட்டங்களும் அகற்றியபடி இருக்க, ஒட்டி வைத்த பிறகு ஆசனவாயில் அட்ரினலின் கலந்த உப்பு நீர்மத்தை 20 மி.லி. செலுத்திய பின், கடிகார மணியில் உள்ளவாறு 3, 7, 11 இடங்களில் உள்ள மூலங்களை அகற்றிய பின் சளிப்படலம் இணைத்து தைக்கப்படுகிறது.

நவீன முறையான, தற்பொழுது உள்ளே போடப்படும் ஸ்டேப்ளிங் முறை (Endo Stapling technique) செய்யப்படுகிறது. இதன் மூலம் வெகு எளிதாக சீக்கிரமாக வலி குறைவாக, குறைந்த அளவு காயத்தினுள் அறுவை முறையை மேற்கொள்ளலாம்.

மூல நோயைத் தடுப்பது எப்படி?

காரம், மசாலா மற்றும் அசைவ உணவுகளைத் தவிர்க்க வேண்டும். கொழுப்பு உணவுகளை மிகவும் குறைத்து, நார்ப் பொருள் உள்ள நாட்டுக் காய்கறிகள், கீரை, கொத்தவரங்காய், பயறு வகைகள், அவரை, வாழைத்தண்டு ஆகியவற்றுடன் முழுக் கோதுமை, கொண்டைக் கடலை, பொட்டுக்கடலை ஆகியவற்றையும் உணவில் சேர்த்துக் கொள்ள வேண்டும்.

தண்ணீர், குறைந்தது நாளுக்கு எட்டுக் குவளை குடிக்க வேண்டும். காலையில் வெந்நீர் அருந்தி நடைப் பயிற்சியும் சிறிது உடற்பயிற்சியும் செய்ய வேண்டும். நீண்டநேரம் உட்கார்ந்திருப்பதைத் தவிர்க்க வேண்டும். உடல் பருமன் உள்ளவர்கள் எடையைக் குறைக்க வேண்டும். மலம் கழிக்க அதிகமான நேரம் எடுத்துக்கொள்ள வேண்டாம்.

17. ஆசனவாய் அரிப்பு பொறுக்க முடியாது!

ஆசனவாய் அரிப்பு தோன்றிய ஆரம்ப காலத்தில், மறைவிடங்களுக்குச் சென்று யாருமறியாது சொரிந்து, அதிலிருந்து விடுபட இந்நோயாளிகள் விரும்புவார்கள். ஆனால், அரிப்பு ஒரு தொடர்கதையாகும். எந்த நிலையில்தான் எங்கு இருக்கிறோம்? யாரிடம் பேசிக் கொண்டிருக்கிறோம்? என்பதைக்கூட மறந்து தன் அருகில் இருக்கும்

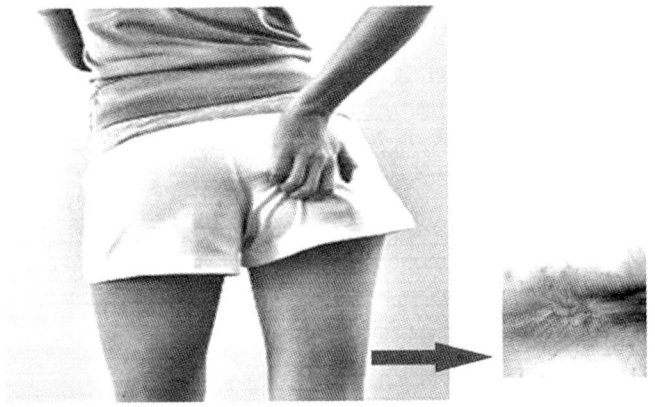

ஆசனவாய் அரிப்பு

பொருள்களான சீப்பு, ஸ்கேல், பென்சில் போன்றவற்றைச் சொரிந்து விடுவதற்கு உபயோகப்படுத்துவார்கள்.

அதிகமாக அரிப்பு உள்ளவர்கள், அதைத் தாங்கமுடியாத நேரத்தில் தன்னுடைய இயல்பான குணத்தையே மாற்றிக்கொண்டு, கோபமுடன், தனக்கு இதற்குப் பதில், வலி இருந்தால்கூட பரவாயில்லையே என்று கூறுவார்கள். சொரிந்துவிட்ட பிறகு ஏதாவது குணம் கிடைக்குமா? என்றால் அது ஒரு தற்காலிகமானதாகவே எரிச்சலுடன் கூடிய அரிப்பாக அமைகிறது. இந்த அரிப்பு நீடித்தால், நரம்புகள்கூட வேலை செய்யும் திறனற்றுப்போய், பகலில் சிடுசிடுப்புடனும் இரவில் தூங்காமலும் அங்குமிங்கும் அலைவார்கள். இதேநிலை நீடித்தபொழுது சில சமயம் தற்கொலை செய்துகொள்ளலாமா? என்றுகூட நினைப் பார்கள். ஆசனவாயில் அரிப்பு, ஆரம்பத்தில் ஒரு மாறுபட்ட உணர்வுடன் அல்லது மிகக்குறைந்த அளவு அரிப்புடன் அதன் ஒரு

பகுதியிலேயே ஆரம்பமாகின்றது. ஆனால் இவ்வரிப்பு, நாட்பட நாட்பட ஆசனவாயின் தோலைச் சுற்றி முழுவதும் பரவுவதோடு, ஆணுக்கு விரைப்பையின் பின்பகுதியிலும், பெண்ணுக்குப் பெண்குறியைச் சுற்றிலும் காணப்படுகிறது. அரிப்பு, ஆசனவாயின் நேர்க்கோட்டிலேயே ஏற்படுகிறது. அரிப்பு பெரும்பாலும் இரவில் அல்லது முழுவதுமாக இரவில் மட்டும் உணரக்கூடும். இதற்குக் காரணம், படுக்கையில் ஏற்படும் உடல் சூடே ஆகும். சில சமயங்களில், பகலில் அரிப்பு சிலருக்கு அதிகமாகத் தோன்றுகிறது. இதற்குக் காரணமாகச் சொல்லக்கூடியது மன உளைச்சல், உணர்ச்சி வசப்படல், அதிக வேலை, சில வகையான உணவு, பானங்கள், (எ.கா.) ஸ்ட்ராபெர்ரி, நண்டு, காபி, மது பானம் மற்றும் மாறும் சீதோஷ்ணம் ஆகியவையாகும். கோடைக் காலத்தில் குளிர்காலத்தைவிட அரிப்பு மிகவும் அறிகுறிகளைக் கொடுக்கின்றது. இது ஏனெனில், வியர்வை அதிகமாகி ஆசனவாய் ஈரத்தன்மையுடன் இருப்பதனாலேயே ஆகும்.

சோதனை

அரிப்பு உள்ளவர்களின் ஆசனவாய் சிவந்து, சொரசொரப்பான ஊநீர் வடிந்து காணப்படும். இந்நிலை நாட்பட, ஆசனவாயைச் சுற்றியுள்ள தோல் தடித்து மடிப்புடன் காணப்படும். சில மாதங்களுக்குப் பிறகு அரிப்பு ஏற்பட்ட இடங்களில் தோலின் நிறம் மாறி வெண்மையாகக் காட்சி அளிக்கும். இவ்விடங்களில் சொரிந்ததற்கான அடையாளங்களாக நீண்ட வெடிப்புகள், புண்கள் புட்டத்தை விலக்கிப் பார்த்தால் தெரியவரும். ஆசனவாய் அரிப்பு உள்ளவர்களுக்கு அதற்கான காரணமான நோயை முழுவதுமாகக் கண்டறிய ஆசனவாய்ச் சோதனை அவசியம்.

ஆசனவாய் அரிப்பு தோன்றுவதற்கான காரணங்கள் சுமார் 50 விழுக்காடே மருத்துவர்களால் கண்டுபிடிக்கப்படுகிறது. மீதி விழுக்காடு, காரணம் சொல்ல முடியாத நிலைக்குள்ளதாகவே இருக்கிறது.

காரணங்களுக்குள்ளான அரிப்பு

ஆசனவாய், மலக்குடல், பெருங்குடல், சிறுகுடல் இவற்றில் தோன்றும் நோய்களின் காரணமாகவே ஆசனவாய் அரிப்பு ஏற்படுகிறது. ஆசனவாய் புரை, தெறிப்பு அல்லது கிரந்தி நோய் போன்ற நோய்களினால் தாக்குண்ட பொழுது, அதிலிருந்து நீர் வெளியேறுவதால் ஆசனவாய் ஈரமாகி அரிப்பு ஏற்படுகிறது. ஆசனவாய்க்கு வெளியே உள்மூலம், பாதி அல்லது முழுமையான மலக்குடல் உறுப்பு தள்ளுதல், ஆசனவாய் செயலற்றுக் காணப்படும் நிலை, ஆசனவாய்ப் புரைக்கான அறுவைக்குப் பிறகு ஏற்படும் வயிற்றுப்போக்கு, மலக்குடலில் தீங்கற்ற

கட்டி, புற்று, மலக்குடலில் அழற்சி ஆகியவற்றால் ஆசனவாய் ஈரமுள்ளதாக இருப்பதால், ஆசனவாய் தோல் உறுத்தலுக்குள்ளாகும். சில சமயம், மலச்சிக்கலுக்குப் பாரபின் திரவம் கொடுத்தபின் ஆசனவாயில் தானாகவே எண்ணெய் ஒழுக்கு ஏற்படுவதால், ஆசனவாய் ஈரமுற்று அரிப்பு ஏற்படும்.

ஆசனவாய், மலம் கழித்த பிறகு சரியாகக் கழுவாத நிலையில் அங்குள்ள முடிகள் ஒன்றுக்கொன்று ஒட்டிக்கொண்டாலும் அரிப்பு தோன்றும். உடல் உழைப்புடன் வேலை செய்யாதவர்களுக்கு ஏற்படும் அதிகமான வியர்வையினாலும் அல்லது கோடைக் கால வியர்வை யினாலும் ஆசனவாயில் ஈரத்தன்மை அதிகமாகி அரிப்பு ஏற்படும். உள்ளாடைகள் பருத்தித் துணியினால் இல்லாமல் கம்பளி, நைலான், போன்றவற்றால் நெய்யப்பட்டிருப்பின், அதனுள் காற்று சென்று வெளிவராத பொழுது, அரிப்பு ஆசனவாயில் தோன்றும்.

ஒட்டுண்ணியால் வரும் அரிப்பு

கீரிப்பூச்சி ஒட்டுண்ணியானது, குழந்தைகளுக்கன்றி பெரியவர் களுக்கும் ஆசனவாய் உள்ளும் புறமும் சுற்றிச் சுற்றி அரிப்பை ஏற்படுத்தும். இந்த ஒட்டுண்ணியைக் கண்டுபிடிப்பது மிகச் சுலபம். ஆசனவாயைச் சுற்றி தோலிலும் மலத்தைப் பரிசோதனை செய்தாலும் இப்பூச்சியை எளிதில் கண்டுபிடித்துவிட முடியும். ஒட்டுண்ணியைப் போலவே பேனும் ஆசனவாயில் அரிப்பை உண்டாக்கும். முட்டையிடும் மற்ற இடங்களான தோல், ஆண்குறி, பெண்குறியிலுள்ள முடிகள் ஆகியவற்றிலும் பேன் காணப்படும். பேனைப் போலவே சொறி சிரங்கும், அரிப்பை உண்டாக்கக்கூடும். சொறிசிரங்குதானா? என்பதை அறிய, மணிக்கட்டு கை, கால், விரல் இடுக்குகளிலும், தொடையிலும் அரிப்புகளுடன்கூடிய கொப்புளங்கள் உள்ளதா? என்பதை அறிந்து கண்டுபிடிக்க முடியும். இத்துடன், வீட்டிலுள்ள ஏனையோருக்கும் சிரங்கு உள்ளதா? என்று அறிதல் வேண்டும். பூஞ்சணமும் (Fungus) ஆசனவாய்த் தோலில் தொற்றி அரிப்பை உண்டாக்கும். இத்தொற்று கை, கால் இடுக்குகளிலும் காணப்படும். பூஞ்சணம் என்பதைக் கண்டறிய, அதைச் சுரண்டி நுண்ணோக்காடி மூலம் அறிவது சுலபம்.

நாட்பட்ட அரிப்பின்பொழுது, நுண்ணுயிரினால் ஆசனவாய் சிவந்து காணப்படும். இத்தொற்று தொடை இடுக்கு, தொப்புள் மற்றும் கை இடுக்குகளிலும் காணப்படும். இதைத் தவிர, பெண்களுக்கு வெள்ளைப்படும் பொழுது அந்நீரானது புணர்வாயின்வழியாக ஒழுகி ஆசனவாயை அடையும் நிலையிலும் அல்லது சிறுநீர் தன் உணர்ச்சிக்குக் கட்டுப்படாது அடிக்கடி வெளியேறும்பொழுதும்

அரிப்பு ஏற்படும். சில எதிர் உயிர் மருந்துகள், குறிப்பாக, டெட்ராசைக்லின் வாய் வழியாக அருந்தும் நிலையில் அரிப்பு ஏற்படும். இந்த மருந்து, ஆசனவாயில் பூஞ்சணத்தை ஏற்படுத்தக்கூடிய ஒன்று. ஆகவேதான் இவ்வரிப்பு தோன்றுகிறது என்று கூறப்படுகிறது. இது தவிர, நீரிழிவும் இதற்கான ஒரு காரணம்.

அரிப்புக்கான காரணம் அறியா நிலைகள்

சரியாக அரிப்பின் காரணத்தை அறியாத பொழுது, இவ்வரிப்பை உண்டாக்க அமையும் கருதுகோள்களாகச் சொல்லப்படுபவை. நோயாளியின் மலத்தில் உள்ள நொதிகளும், நுண்ணுயிர்களும், நுண்ணுயிரின் நச்சுகளும், உணவுடன் உண்ட இண்டால், ஸ்கேடால் போன்ற புரதங்களும் ஆகும் என்று கூறப்படுகிறது. சில சமயங்களில், உண்ட உணவின் ஒவ்வாமை காரணமாகவும் இருக்கலாம் என்றும் கூறப்படுகிறது. முக்கியமாக, மன அழுத்தம், மனஎழுச்சி போன்ற மனநலமின்மையும் மற்றும் ஈளை நோயும் காரணமாகக் கூறப்படுகிறது.

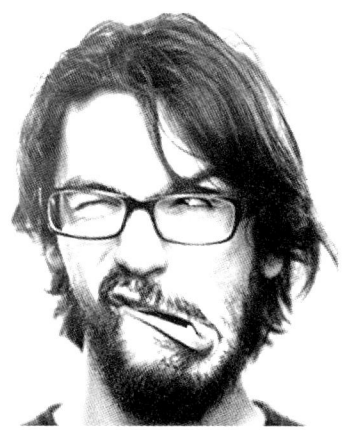

தடுப்பு முறை

ஆசனவாயைக் காலையும், மாலையும் சுத்தமாக வெதுவெதுப்பான நீர் கொண்டு சோப்பினால் சுத்தம் செய்ய வேண்டும். மருந்து கலந்த சோப்புகளைப் பயன்படுத்துவதைத் தவிர்ப்பது நல்லது. ஏனெனில் இவ்வித சோப்புகள் ஆசனவாயில் உறுத்தலை ஏற்படுத்தும். இதற்குப் பதிலாக டிடர்ஜென்ட் பயன்படுத்தலாம். ஆசனவாயைக் கழுவியபின், மிருதுவான துணி மூலம் துடைத்து, துத்தநாகம், ஸ்டார்ச், போரிக், அல்லது டால்க் பவுடரை அவ்விடத்தில் தூவ வேண்டும். பருத்தித் துணிகளை இடுப்பில் கட்டிக்கொண்டு காற்றோட்டமாக ஆசனவாயை வைத்துக்கொள்ள வேண்டும். முழுக்கால் சட்டை அணிபவர்கள்,

அரைக்கால் சட்டையை அணிந்துகொள்ள காற்றோட்டமாக ஆசனவாய் இருக்கக்கூடும். இரவிலும் மிருதுவான ஆடைகளைக் காற்றோட்டத்துடன் அணிந்துகொள்வது நலம். ஆசனவாயில் அதிகமாக முடி உள்ளவர்கள் அதை மழித்துக்கொள்வது நல்லது.

உணவில் ஊறுகாய், காரமான உணவு, காபி, மது, நண்டு ஆகியவற்றை ஒதுக்குவது நல்லது. மலச்சிக்கல் ஏற்பட்டபொழுது வயிற்றுப்போக்கை உண்டாக்க உப்புநீர், பினாப்தலின், கற்றாழை ஆகியவற்றைப் பயன்படுத்தக் கூடாது. இதைப்போல் திரவ பாரபினும் நோயாளிக்கு ஆசனவாயில் ஒழுகி அரிப்பை ஏற்படுத்தும். மலச்சிக்கலுக்கு மருந்து தேவையானபொழுது, சென்னா அல்லது மில்க்-ஆஃப் மெக்னீசியா குறைந்த அளவு அருந்துதல் வேண்டும். ஆசனவாய் அரிப்புடன் உள்ள நிலையில், கலாமின் திரவம் மிகுந்த பலனை அளிக்கும். பொதுவாகக் களிம்புகளை ஆசனவாயில் தடவுவதைத் தடுப்பது நல்லது. ஹைர்டிரே கார்டிசோன் கிரீம் தோல் அழற்சிக்கு உதவுகிறது. இம்மருந்தை நிறுத்திய பின் அரிப்பு மீண்டும் தோன்றிய நிலையில் லிக்னோகைன் மருந்து தடவலாம். இரவில் தூக்கம் வராத பொழுது பினோபர்பிடோன் 1½ கிரைன் வரை கொடுக்கலாம்.

அரிப்பு அதிகமாக உள்ளபொழுது இரண்டு புட்டத்தையும் விலகி இருக்குமாறு ஒட்டும் பிளாஸ்திரிகளைக் கொண்டு வேறுபடுத்தி வைக்க வேண்டும். ஆசனவாய், மலக்குடல் ஆகியவற்றில் நோய்கள் இருப்பின், அவற்றையும் அறுவை முறையில் சரிசெய்ய வேண்டும்.

18. ஆசனவாய் மலக்குடல் சீழ்க்கட்டிகள்
(Ano Rectal abscesses)

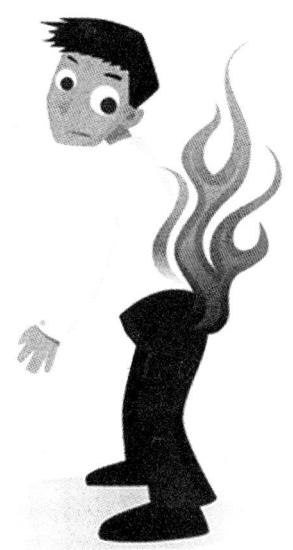

வலி தாங்கமுடியாததாய் இருக்கும்

ஆசனவாயைச் சுற்றி திடீரென்று வலி, உட்கார்ந்து வண்டி ஓட்ட முடியாத நிலை, காய்ச்சல் சில சமயம், மலம் கழிக்க முடியாமை இவைகள் இருப்பின் அது, ஆசனவாய் சீழ்க்கட்டியாக இருக்கும். இது, சாதாரண மற்ற சீழ்க்கட்டிகளைப் போல் உடையாது. மிகுந்த வலி கொடுக்கும். பெரும்பாலும் மயக்கம் கொடுத்துக் கீறி, சீழை அகற்றுவதே முறையான மருத்துவமாக அமையும்.

பல நோயாளிகளுக்குத் தொற்றானது தனித்துத் தோன்றாது பல நுண்ணுயிர்களுடன் தோன்றுகிறது. அதிக விழுக்காடு, அதாவது 90%க்கு மேல் ஆசனவாய் சுரப்பித் தொற்று காரணமாகவே சீழ்க்கட்டி ஆரம்பமாகிறது. மலக்குடல் துளைப்பதினாலும் இக்கட்டிகள் தோன்றும். இரத்தத்தினால் பரவும் தொற்று அல்லது ஆசனவாய் ஓரத்திலிருந்து உட்சென்று பரவுதலாலும் இந்நோய் உண்டாகும். புதுவளர் கட்டிகளும், அதிலும் குறிப்பாக கிரான்ஸ் நோயும் ஒரு

காரணமாக இருக்கலாம். இதைப் போலவே நீரிழிவு, எய்ட்ஸ் போன்ற பொதுவான நோய்களாலும் சீழ்க்கட்டிகள் தோன்றும்.

இச்சீழ்க்கட்டி, ஆசனவாய்ப் புரையுடன் அதிக விழுக்காடு சேர்ந்து காணப்படும். ஆன்டிபயோடிக் போதிய அளவு சீழ் உள்ள இடத்தை அடைய முடியாத காரணத்தினால், இம்மருந்துகள் மட்டும் இச்சீழ்க்கட்டிகளைக் குணமாக்குகின்றன என்று சொல்ல முடியாது.

1. **ஆசனவாய் பக்க சீழ்க்கட்டி** (60%) Perianal abscess)

இக்கட்டி, பொதுவாக ஆசனவாய் சுரப்பியில் சீழ் பிடிப்பதனாலேயே தோலிற்குக்கீழ் மேற்புறமாகப் பரவி, வெளிப்புற ஸ்பிக்டரில் காணப்படுகிறது. சில சமயங்களில், வெளிப்புற மூல நோயில் இரத்தம் படிதல் காரணமாக ஏற்படுகிறது. அதில் உள்ள இரத்தக்கட்டியை அகற்றாவிடில், அதில் தொற்று ஏற்பட்டு ஆசனவாய் பக்கச் சீழ்க்கட்டி ஏற்படும்.

இச்சீழ்க்கட்டி, குழந்தையில் இருந்து முதியவர் வரை ஏற்படுகிறது. ஆரம்ப நிலையில், இந்நோயை ஆசனவாயில் பார்த்து அறிய முடியும். சீழ் உள்ள இடம் தொட்டால், வலியுடன் வட்டமாக நீர்மத்துடன் ஒரு செர்ரிப்பழ அளவு காணப்படும்.

மருத்துவம்

காலம் தாழ்த்தாது சீழை அகற்ற வேண்டும்.

அறுவை முறை

பொது மயக்கம் கொடுத்து, நீட்டவாக்கிலும் குறுக்கு வாக்கிலும் கட்டியின் மேற்கூரையில் கிழித்து, அதன் தோல் விளிம்புகளை வெட்டிவிட வேண்டும். புண் ஓரிரு நாட்களில் ஆறிவிடும். இதனைச் சரிவர அறுவை மருத்துவம் அளிக்காதபொழுது புரை ஏற்படக்கூடும்.

19. ஆசனவாய்ப் புரை (Fistula in ano)

ஆங்கிலத்தில் பிஸ்டுலா - இன் - எனோ எனப்படுவது. தமிழகத்தில் கொடி மூலம், பவுத்திரம், (பவுத் என்ற வடமொழிச் சொல்லுக்கு துளை என்று பொருள்) அல்லது ஆசனவாய்ப் புரை என்று அழைக்கப் படுகிறது. லத்தீன் மொழியில் பிஸ்டுலா என்றால் புல்லாங்குழல் அல்லது குழாய் என்பது பொருள். அதைச் சார்ந்தே இப்பெயர் ஆங்கிலத்தில் ஏற்பட்டது.

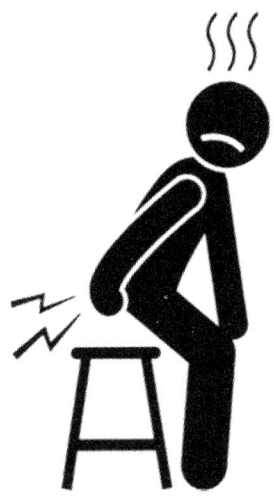

புரை இரண்டு வகைப்படும். ஒன்று மேல்புரை, மற்றொன்று கீழ்ப்புரை. கீழ் ஆசனவாய்ப் புரையின் வெளி வாயானது ஆசனவாயைச் சுற்றிய தோலில் 3.75 செ.மீ அளவுக்குள் தெரியும். உள் வாயானது ஆசன மலக்குடல் சளிப்படலத்திற்குக் கீழ் திறந்திருக்கும். மேல்புரை, ஆசன மலக்குடல் வளையத்தினுள் அல்லது அதற்குமேல் திறக்கும். சில சமயங்களில், இப்புரையின் பாதை பல ஓட்டைகளுடன் கெட்டியான நார்த்திசுக்களால் ஆகி, அதன் உள்ளே சிறு மணித்திசுக்கள் காணப்படும்.

ஆசனவாய்ப் புரையானது, ஆசனவாய் மலக்குடல் இணைப்பில் தோன்றும். சீழ்க்கட்டி தானாக உடையும்பொழுது அல்லது போதுமான அளவு இக்கட்டி கிழிக்கப்பட்டு அறுவைசிகிச்சை செய்யப்படா

நிலையிலும் ஏற்படும். ஆசனவாயைச் சுற்றி சீழ்க்கட்டி தோன்றிய பிறகு மருத்துவம் செய்யும்பொழுது, சிறிது, அலட்சியம் செய்தால்கூட நாட்பட்டதாக மாறிவிடும். இது ஏன் இப்படி நடைபெறுகிறது? என்பது அறிவியலாளர்கள் அறியாத உண்மை. இருப்பினும் சில காரணங்கள் கூறப்படுகின்றன.

1. ஆசனவாய்ப் புரையில் உள்வாய் நன்றாகத் தெரிந்தாலும், ஆசனவாய் தெரிந்து இருப்பினும் இவற்றில் மலத்தினால் தொற்று திரும்பத் திரும்ப ஏற்படும். சில சமயம் மீன்முள், முட்டை ஓடு, கோழி எலும்பு, முயல் எலும்பு மற்றும் புறப்பொருட்கள் ஆசனவாய் உள்ளே சீழ்க்கட்டியுள்ள பள்ளங்களில் தங்கி, நாட்பட்ட தொற்றை ஏற்படுத்தும்.

2. ஆசனவாயினுள் உள்ள புரைவாய் தெரியாத நிலையில், எப்படி நாட்பட்ட புரை தோன்றுகிறது? என்பது விந்தையாகவே உள்ளது. இவ்விந்தைக்கு ஆதரவு தரும் செயல்கள்; ஆசனவாய் அருகில் உள்ள தோல் அடிக்கடி தொற்றுக்கு உள்ளாகும் நிலையில் உள்ளதாலும், இதன் தோலுக்கடியில் உள்ள கொழுப்புத் திசுக்கள் குறைந்து, நோய் எதிர்ப்புத் திறன் கொண்டுள்ளதாலும் திரும்பத் திரும்ப மேலே தொற்றுக்கு உள்ளாகின்றது. இவற்றின்போது ஆசனவாயில் உள்ள இரு சுரிதசைகளுக்கிடையில் உண்டாகும் சீழ்க்கட்டியே தொற்றுக்கான அடிப்படைக் காரணமாக இருந்து நாட்பட்ட புரையைத் தோற்று விக்கக் காரணமாகிறது.

அறிகுறிகள்

புரை உள்ள நோயாளிகளுக்கு அடிக்கடி சீழ்க்கட்டி தோன்றி உடைந்து ஆறிப் போகும் அல்லது தொடர்ந்து சீழ் வரும். சீழ்க்கட்டி தோன்றி உடைந்ததுகூட இந்நோயாளிகளுக்கு நினைவிலிருந்து மறந்து போய்விடும். சிலருக்கு ஆசனவாயில் தோன்றிய சீழ்க்கட்டிக்கான அறுவைசிகிச்சைக்குப் பின் புரை தோற்றமளிக்கும். மிகச்சில நேரங்களில், மலக்குடல் மற்றும் பெண் பிறப்பு உறுப்புகளில் செய்யப் படும் அறுவைசிகிச்சைக்குப் பிறகும், குழந்தை பிறக்கும்பொழுது ஏற்படும் புட்டம் கிழிவுக்குப் பிறகும் புரை ஏற்பட வாய்ப்பு இருக்கிறது. ஆசனவாய்ப் புரை என்பது வலியற்றது என்றாலும், புரையிலிருந்து வெளிவரும் சீழ், தற்காலிகமாக நின்ற பிறகு புரையினுள் சீழ்தேங்கி கட்டியை ஏற்படுத்தினால், கட்டி உடையும் வரை பொறுக்க முடியாத வலி இருக்கும். சீழ் வடியும்பொழுது, ஆசனவாயைச் சுற்றி அரிப்பும் தோல் சிவந்தும் காணப்படும்.

புரை, மற்ற நோய்களான குடல் அழற்சி நோய்கள் அல்சரேட்டிவ் கோலிடிஸ், கிரான்ஸ் நோய் ஆசனவாய்ப்புற்று ஆகியவற்றுடன்

இருப்பின், அந்நோய்க்கான அறிகுறிகளுடன் காணப்படும். இந்நோய்க் கான அறிகுறிகளை நோயாளிகள் சாதாரணமாக அலட்சியப்படுத்தி அறிகுறிகளைச் சரிவர மருத்துவரிடம் கூற மாட்டார்கள். இந்நோய் களுடன் மலம் கழிக்கும் நிலையில்... மாறுபாடு, மலத்துடன் சீதம், இரத்தம், வயிற்றுவலி, எடைகுறைவு ஆகியவை ஏற்படும். இத்துடன் காசநோய்க்கான புரை உள்ளவர்களுக்கு நுரையீரல் காசநோயும் காணப்படலாம். ஆசனவாய்ப் புரையைச் சரிவர அறிய, ஆசனவாய்ச் சோதனை உதவும். அதில் புரைவாய் ஒன்றாகவோ, பலவாகவோ, பூவாளியை ஒத்ததாகவும் காணப்படலாம். இவை, சரிவர கண்ணுக்குத் தெரியாமல் இருக்கலாம். ஆனால், தோலைத் தொட்டுப் பார்த்தால் சற்று கடினமாகத் தெரியும். நாட்பட்ட புரையுள்ள இடங்களில், சிறு அளவு கருஞ்சிவப்பு திசுக்கள் துருத்திக்கொண்டு காணப்படும்.

ஆசனவாய்க்கருகில் புரை வழியாகச் சீழோ, நீரோ வெளிவரும். சில சமயம், தற்காலிகமாக ஆறிய நிலையில், அவ்விடத்தில் ஒரு வடு காணப்படும். மேலும், முந்தைய அறுவைகள் நடந்ததற்கான வடுக்களும் காணப்படும். ஆசனவாய் அரிப்புடன் உள்ளபொழுது, அந்த இடம் தடித்திருப்பின், அதனருகில் உள்ள புரை சரியாகத் தெரியாது.

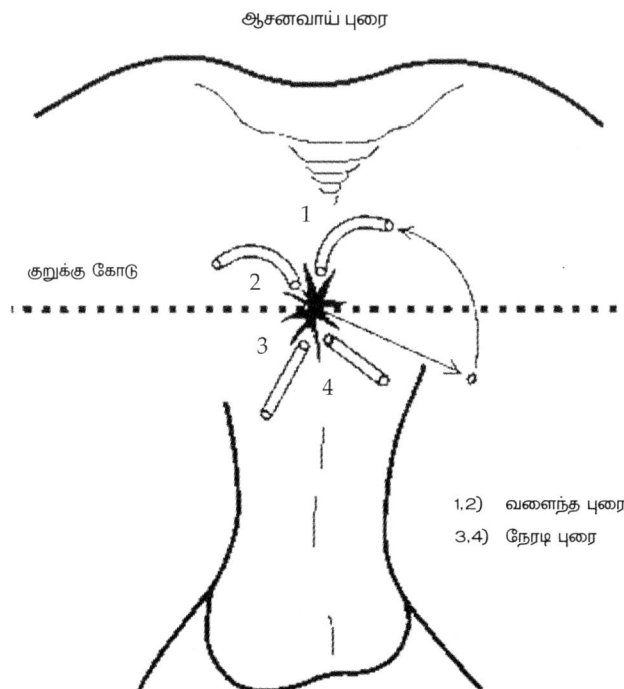

ஆசனவாய் புரை

குறுக்கு கோடு

1,2) வளைந்த புரை
3,4) நேரடி புரை

புரைகள் எங்கிருப்பினும் அதை அமுக்கிப் பார்த்தால் சீழ் வெளிவரும். இதைத் தொடர்ந்து, புரையின் பாதையை, வீங்கிய கடினமான பகுதியைத் தடவிப் பார்த்து அறிய முடியும். சாதாரணமாக, நேரடியாகத் தோலுக்குச் சற்று அடியில் உள்ள புரைகளைத் தடவிப் பார்த்தால் அதன் தடிப்பைக் கொண்டு புரைப் பாதையையும் அறிய முடியும்.

ஆனால் ஆசனவாய் கீழ்ப்புறம் காணப்படும் குதிரை லாட வடிவில் உள்ள புரைகளைத் தடவிப்பார்த்துக் கண்டுபிடிப்பது கடினம். ஏனெனில், அவை தோலிலிருந்து சற்று ஆழத்தில் உள்ளன.

ஆசனவாயின் உட்புறம் உறையிட்ட விரலினால் தொட்டு அறிவதன் மூலம் அங்குள்ள தடித்த நிலையைக் கொண்டு புரை உள்வாயை அறியமுடியும். ஆசனவாய் அடிப்புறப் புரை குதிரை லாட வடிவில் இருப்பதால், தடித்து நீண்டு, மலக்குடல் வளையத்தை ஒட்டித் தென்படும்.

எத்தனை புரை வெளியில் காணப்பட்டாலும் பெரும்பாலும் இவற்றிலெல்லாம் உள்ளே ஒரேவாய் மட்டுமே காணப்படும்.

சில மருந்துகள் புரையினுள் லிப்பிடால் ஊசிமருந்து செலுத்திப் புரை எங்கெல்லாம் செல்கிறது என்பதை அறிவது வழக்கம். புரையை அறிய உள்நோக்கியுடன் அல்ட்ரா ஸ்கேன் செய்தும் மற்றும் காந்த அதிர்வலை பகுப்பாய்வு மூலமும் (MRI) புரையைப் படமெடுத்து அறிய முடியும். எல்லாப் புரை நோயாளிகளுக்கும் நுரையீரல் ஊடுகதிர்ப்படத்தை எடுத்துப் பார்ப்பதன் மூலம் காசநோய் உள்ளதா? என்பதை அறிய முடியும்.

மருத்துவத்துக்குட்பட்ட புரையின் வருவதுரைத்தல்

மிகவும் அரிதாகப் புரை தானாகவே முழுவதுமாக ஆறிவிடுவதுண்டு. இப்படி ஆறும் புரைகளெல்லாம் புரை என்று சொல்ல முடியாததாக குழிப்புண்ணாக இருந்து, தானாக ஆறுவதாக அமைந்திருக்கிறது. ஆசனவாய்க்கு அருகில் சற்று தோலுக்கடியில் காணப்படும் புரை குழிப்புண் மறையும்பொழுது, எபிதீலியம் படர்ந்து காணப்படும். அல்சரேட்டிவ் கோலிடிஸ் நோயாளிகள்கூட மருத்துவம் பெற புரை தானாகவே ஆறிவிடும்.

நாட்பட்ட நிலையில் மருத்துவத்திற்கு உட்படாத புரை, புற்றாக மாறும் அபாயம் உண்டு.

மருத்துவம்

புரைக்கு முழுமையாக ஒத்துக்கொள்ளப்பட்ட மருத்துவம் அறுவைசிகிச்சைதான். ஆனால், அறுவைசிகிச்சைக்குப் பிறகு மிக அரிதாகப் புரை திரும்பி வர வாய்ப்பு உண்டு.

பல புரை தோன்றக் காரணம்

சிலருக்குப் புட்டத்தில் பல புரைகள் காணப்படுவது ஏன்? கவனம் தேவை. மொத்தத்தில் காசநோய் காரணமாக 2-3% புரை தோன்று கிறது. காசநோயில் புரையைச் சுற்றித் தடிப்பு இராது. வெளிப்புறவாய் தோலோடு தோலாக ஒட்டிய நிலையில் இருக்கும். அதிலிருந்து நீர் போன்ற திரவம் வெளிவரும். நுரையீரல் காசநோய் உள்ளவர்களுக்கு 30% மலக்குடலில் காசநோய் கிருமிகள் காணப்படுகிறது. இவர்களுக்குப் பெரும்பாலும் அறுவைசிகிச்சையின்றி காசநோய் மருத்துவம் மட்டும் போதுமானது. கிரான்ஸ் நோயிலிருந்து காசநோயைப் பிரித்தறிய திசுச்சோதனை அவசியமாகும்.

ஆசனவாயில் புரை பலவாக இருப்பின், பொதுவாக அல்சரேட்டிவ் கோலிடிஸ், கிரான்ஸ் மலக்குடல், கடைச்சிறுகுடல் நோய், அமீபியாசிஸ், மலக்குடல் அடைப்புடன் கூடிய லிம்போகிரானுலோமா நோய் என்ற பால்வினை நோய் மற்றும் மலக்குடல் புற்று ஆகும். இவ்வகையில், தமிழ்நாட்டில் காசநோய்க்கான புரையே அதிகமாகும். மலக்குடல் புற்று ஆசனவாயில் புரைகளுடன் தோன்றும். இதன் வழியாகக் கொழகொழப்பான திரவம் வெளிவரும். இப்புற்றை அறிய திசுச் சோதனை அவசியம் தேவை.

20. ஆசனவாய் மரு

அதிகமாக, ஆண்களுக்கு ஆசனவாய்க்கு அருகிலுள்ள தோலில் மரு தோன்றுகிறது. இவை, காம்புடனோ இல்லாமலோ காணப்படும். ஆசனவாய் பெரும்பாலும் ஈரமாக இருப்பதால், இவை வெளுத்துக் காணப்படும். நாற்றத்துடன் நீரும் வெளிப்படும். இவை, உதிரும் தன்மை உடையனவாகும். அழுத்தித் துடைத்தால் இரத்த ஒழுக்கு ஏற்படும். வைரசினால் ஏற்படும் இந்நோய், ஓரின ஆண் சேர்க்கையால் ஏற்படுகிறது.

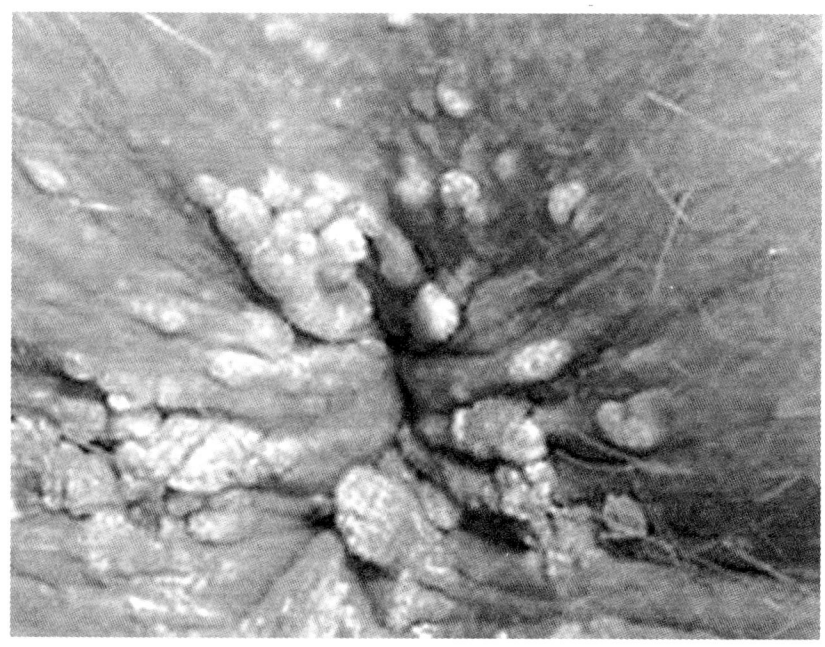

ஆசனவாய் மரு

நோய் பிரித்தறிதல்

இரண்டாம் நிலை கிரந்தி நோயினால் ஏற்படும் காண்டைலோ மாலேடாவை (பால்வினை நோய்) இம் மருவிலிருந்து வேறுபடுத்தி அறிய வேண்டும். கிரந்திப் புண், ஆசனவாயைச் சுற்றிக் காணப்படும்.

மருத்துவம்

போடோபைலம் 10-15% டிஞ்சர் பென்சாயின் கலந்த மருந்தை மருவின் மீது பூச வேண்டும். மற்ற பகுதிகளில் மருந்து படாமல் இருக்க மருவைச் சுற்றி தடுப்பு முறையாக வாசலில் பூசித் தடுக்கலாம்.

அறுவை

உணர்வு நீக்க மருந்து கொடுத்து மருவை வெட்டி எடுத்து, அந்தப் பகுதியைச் சூட்டுக்கோலினால் சுட்டுவிட வேண்டும் அல்லது குளிர் உறை மருத்துவம் மூலமும் அகற்ற வேண்டும்.

21. ஆசனவாய்ப் புற்று

மலக்குடல் புற்றைப் போலல்லாது, இது அமைப்பு, வளரும் விதம், மருத்துவ முறை ஆகியவற்றில் வேறுபடுகிறது. சிகிச்சைக்கு இலகுவான இடம் என்பதும் எளிதில் சிகிச்சைக்குட்படுவதும், அதிகமான நிணநீர் ஓட்டமும் இதற்கு முக்கிய காரணங்களாகும்.

பரிசோதனை

திசுப் பரிசோதனை, கழலை வீங்கி இருந்தால் ஊசி கொண்டு உறிஞ்சி செல் சோதனை செய்ய வேண்டும்.

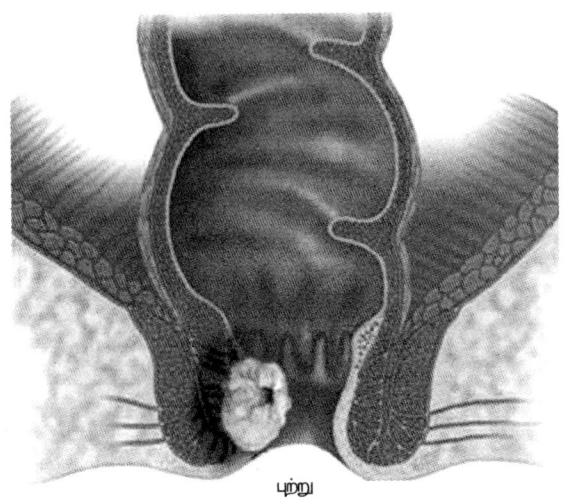

புற்று

ஆசனவாய் புற்று

அறிகுறிகள்

ஆசனவாய்ப் புற்று எந்த வயதிலும் ஏற்படலாம். என்றாலும் அதிகமாக 60-70 வயதினருக்கு உண்டாகிறது. பெருங்குடல், மலக்குடல் புற்றில் இது 2 விழுக்காடே ஆகும். அறிகுறியாக ஆசனவாயில் இரத்தம் வடிதல், சளி வெளிவருவது, எப்போதும் மலம் கழிக்க வேண்டும் என்ற உணர்வு, ஆசனவாயில் கட்டி உள்ள உணர்வு மற்றும் மலம் கழிப்பதில் மாறுபாடுகள் ஏற்படும். அரிதாக, கவட்டையில் புற்று பரவி நிணநீர்க் கழலைகள் வீங்கிக் காணப்படும்.

ஆசனவாய்ச் சோதனையில், புண் போன்ற கடினமான கட்டி வலியுடன், சில சமயம் ஆசனவாயில் இரத்தம் வெளிவரும். சில சமயம் ஆசனவாய் வெளியில் புற்று துருத்திக்கொண்டு மலர்ந்து காணப்படும். அல்லது நாட்பட்ட புண்ணாகத் தோன்றும்.

புற்று வெளிப்புறத்தில் ஏற்படுவதால், நோயாளியால் எளிதில் கண்டுபிடிக்கப்படுவதால். ஆரம்ப காலத்திலேயே மருத்துவத்துக்கு வருவார்கள். இருப்பினும் சில விதிவிலக்குகளான சூழ்நிலைகளும் உண்டு.

1. ஆசனவாய் அரிப்புக்கு ஊடுகதிர்வீச்சு சிகிச்சை செய்யப்படும் நோயாளி, ஊடுகதிர்வீச்சுப் புண் என்று நினைத்து அதன்மீது தோன்றும் புற்றை அலட்சியப்படுத்துவதுண்டு.

2. பாப்பிலோமா என்கிற மரு போன்ற கட்டி, நாட்பட புற்றாக மாறும்போது, அது மரு என்றே நினைத்து அலட்சியப்படுத்துவது உண்டு.

3. நாட்பட்ட ஆசனவாய்ப் புரை, புற்றாக மாறும்போது, இதே நிலை ஏற்படும்.

மருத்துவம்

இடத்திற்குத் தகுந்தபடி அறுவையுடன் ஊடுகதிர் மருத்துவமும் அளிக்கப்படுகிறது.

22. குடல் பிதுக்கம் அல்லது ஹெர்னியா (Hernia)

ஹெர்னியா என்பது உடலுறுப்புகளின் பிதுக்கம் ஆகும். இது, உடலின் உள் உறுப்புகள் அல்லது உள்ளுறுப்பின் பகுதிகள், பிறவியில், அல்லது இடைப்பெறுதுளை மூலம் அல்லது வலுவிழந்த உடற் சுவற்றின் மூலம் வெளிவருவதாகும். பழங்காலத்திலேயே பிதுக்கத்தைப் பற்றி அறிந்திருந்தாலும் மருத்துவத் தந்தை ஹிப்போகிரடிஸ் (Hippocrates) இதைப் பற்றிக் குறிப்பிடாதது வியப்பைத் தருகிறது. ஹெர்னியா என்ற கிரேக்கச் சொல் ஹெரொனாஸ் (Heronas) என்பதிலிருந்து மேலெழும்புதல் என்று பொருள் கொள்ளும் அளவில் குறிக்கப்பெறுகிறது.

உடலில் வெவ்வேறு அறைகளில் உள்ள உறுப்புகள் ஓர் அறையிலிருந்து மற்றோர் அறைக்கு, அந்த அறைகளுக்கு இடையே பிரிக்கும் தசை மூலமாக, ஒரு பகுதி அல்லது முழு உறுப்பு சென்று விடுதல் உண்டு. இவ்விதம் பிதுங்கிச்செல்லுதல் காரணமாக, அந்த உறுப்பு தொடர்பான நோய் அறிகுறிகள் தென்படலாம். இவ்விதம் பிதுக்கம் நிலையினை ஹெர்னியா (Hernia) எனவும், பிதுங்கும் நிகழ்ச்சியை ஹெர்னியேஷன் (Herniation) எனவும் மருத்துவர் கூறுவர்.

சில உதாரணங்கள்

குடல் பிதுங்கிக்கொண்டு அடிவயிற்றில் விரை நோக்கி இறங்கக் கூடும். இதேபோல், தொப்புளில் குடல் பிதுங்கக்கூடும். இவை இரண்டும் வெளியே தெரியும்படி நிகழும் பிதுக்கங்கள். இதே போல் குடல், அல்லது இரைப்பை போன்ற உறுப்புகள், வயிற்றினுள்ளே ஒரு பகுதியிலிருந்து மற்றொரு பகுதிக்குச் சென்றுவிடக்கூடும். உதரவிதானம் எனப்படும் தசை வழியே இரைப்பை அல்லது குடல் மார்புக் கூட்டினுள்ளே பிதுங்கக்கூடும். இவ்விதம் வெளியே தென்படாமல் உட்பிதுங்கல் காரணமாக ஓர் அவசர நோய் நிலை ஏற்படக்கூடும். வயிற்றில் பிதுக்கம், தொடை, அடிவயிறு இணைப்புப் (Inguinal) பிதுக்கம், தொடை, தொப்புள் முதலிய இடங்களில் பெரும்பாலான அளவில் தோன்றும். அறுவைசிகிச்சை செய்த தழும்பிலும் பிதுக்கம் தோன்றலாம்.

உடல் பருமன் மற்றும் கருவுற்றிருத்தல் காரணமாக வயிற்றில் பிதுக்கம் உண்டாகும். இளம்பிள்ளை வாதம், குடல்வால் அறுவையின்

பொழுது நரம்பு பழுதுபடுதல் ஆகிய காரணங்களுடன், வயிற்றின் உள் அழுத்தம் எந்தக் காரணத்தினாலாவது அதிகமானாலும் வயிற்றில் பிதுக்கம் ஏற்படும். பளுதூக்கல், தீராத இருமல், கக்குவான், காசநோய், மலச்சிக்கல், சிறுநீர் கழிக்க முக்குதல் ஆகியவை, தொடை அடிவயிறு இணைப்பு, தொப்புள் முதலிய இடங்களில் பிதுக்கத்தை உண்டாக்கும்.

கவட்டைப் பிதுக்கம் (INGUINAL HERNIA)

தொடை மடிப்புக்கு மேல், விரை இறங்கும் வழியில் ஏற்படும் பிதுக்கம், தொடை அடிவயிறு இணைப்புப் பிதுக்கம் அல்லது இங்குவினல் பிதுக்கம் (Inguinal Hernia) எனப்படும். உடலில் தோன்றும் பிதுக்கங்களில் அதிகமாகக் காணப்படுவது இந்தப் பிதுக்கம்தான். ஆண்களில் பத்தில் ஒன்பது பிதுக்கங்களும், பெண்களில் பத்தில் ஐந்து பிதுக்கங்களும் இந்த இங்குவினல் பிதுக்கங்களாவன. கரு உருவாகும் நிலையில் பின் வயிற்றில் உண்டாகும் விரை, அங்கிருந்து விரைப்பையை, ஒன்பதாவது மாதத்தில் வந்தடையும். அத்துடன், வயிற்று உட்புறச் சுவர்களும் கூடவே இறங்கும். இவ்வாறு இறங்கிய உட்புறச் சுவர், விரையை மட்டும் சுற்றி இருப்பது போக, மற்றது மறைந்துபோகும். ஆனால், சில சமயம் கீழே இறங்கும் இச்சுவர் மறையாமல் இருக்கும். இதனால் அங்குக் குடல் பிதுங்கலாம்.

கவட்டைப் பிதுக்கம் இரண்டு வகைப்படும்:
1. வளைந்த வகை
2. நேர் வகை

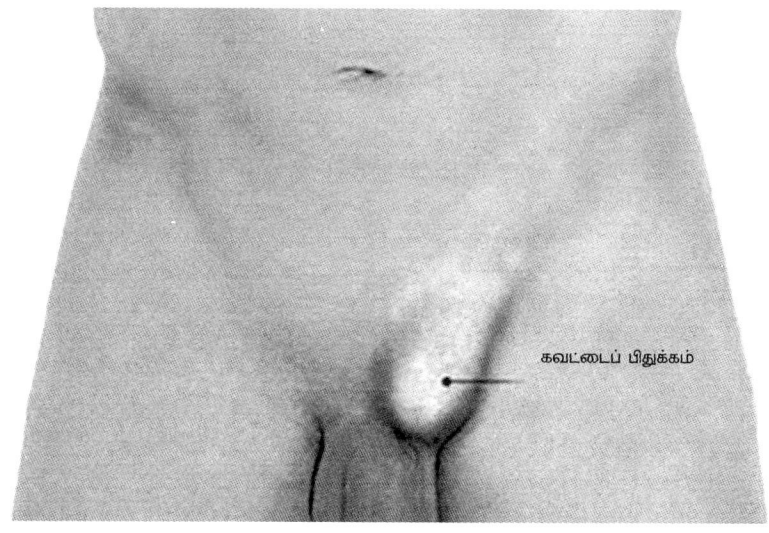

கவட்டைப் பிதுக்கம்

வளைந்த பிதுக்கம், விரை இறங்கும் வழியாக வளைந்து வெளி வருவதாலேயே இவ்வாறு அழைக்கப்படுகிறது. நேர் வகை இங்குவினல் பிதுக்கம், நேரடியாக வயிற்றின் சுவற்றில் வலுவற்ற நிலையில் இங்குவினல் வாய்க்காலின் அடிப்பகுதியில் இருந்து பிதுங்குவதாகும்.

நோயின் தன்மை

பெரும்பாலான நோயாளிகள், சில வாரங்களுக்கு முன்பிருந்தே கீழே இறங்கிப் படுத்துக்கொண்டால், உள்ளே செல்லும் வீக்கம் வயிற்றின் அடிப்புறம் இருக்கிறது என்று கூறி மருத்துவ ஆலோசனைக்கு வருவார்கள். சில சமயம், நோயாளியே தனக்குப் பிதுக்கம் இருப்பதாக மருத்துவ ஆலோசனை பெற வரும்பொழுதே மருத்துவரிடம் கூறுவர். சிலருக்கு, உடல் நிலையை அறிந்து சான்றிதழ் கொடுக்கவேண்டிய பொழுது, மருத்துவர்களாலும் இது கண்டுபிடிக்கப்படுவதுண்டு. சில சமயம் அடிவயிற்று வலி, பசியின்மை, மலச்சிக்கல் வயிற்றுப் பொறுமல் ஆகியவை அறிகுறிகளாகத் தோன்றும். இங்குவினல் பிதுக்கம் வெளிவரத் தொடங்கும் வேளையில் வளையம் விரிவடையும். அப்பொழுது, அந்த இடத்தில் வலி தோன்றலாம். பிறகு இவ்வலி பிதுக்கம் ஏறி இறங்கும் நிலையை அடைந்தவுடன் மறைந்துவிடும்.

நோய்க்குறி

இங்குவினல் பிதுக்கத்தில் வயிற்று உட்புறத் திசு உறையைத் தள்ளிக்கொண்டே உறுப்புகள் விரைப்பையை நோக்கி இறங்கும். அப்பொழுது, தள்ளப்பட்ட பகுதி ஒரு பை போல் இருக்கும். இந்தப் பைக்கு வாய், கழுத்து, உடல், தலை முதலான பகுதிகள் உண்டு. இப்பகுதிகளில் கழுத்து மிகக் குறுகிய பகுதியாகும். இப்பையினுள் வயிற்றுத் திரைச்சீலை (Omentum) அல்லது சிறுகுடலும், சில சமயங் களில் பெருங்குடலும், குடல்வாலும் இருக்கும்.

இங்குவினல் பிதுக்கம், எந்த வயதிலும் வரலாம். இப்பிதுக்கம் பெண்களுக்கு ஏற்படுவது மிகக்குறைவு. தொடக்கத்தில் பிதுக்கம் கண்டுபிடிப்பதில் இடர்ப்பாடு இருக்கும். நோயாளிகள் அதிகமான வேலை செய்யும்பொழுதோ, உடற்பயிற்சி செய்யும்பொழுதோ வலி இடுப்பிலிருந்து விரைவரை பரவும். நோயாளி இருமினால் வீக்கம் உண்டாகும். அப்பொழுது கை வைத்துப் பார்த்தால் இருமலின் உந்துதல் தெரியும். இந்த வீக்கம் நோயாளியின் பக்கவாட்டிலோ, நேராகவோ பார்ப்பதைவிடத் தோள்பட்டை மேலிருந்து பார்த்தால் நன்றாகத் தெரியும். இது நிற்கும்போது பெரிதாகத் தோன்றி, படுக்கும் போது குறைந்துபோகும் தன்மையுடையது. நாள்பட இப்பிதுக்கம் விரைவரை வந்தபின் கீழேயே தங்கிவிடும். இவ்வகைப் பிதுக்கத்தைத் துன்பத்துடன் உள்ளே தள்ள முடியும். பிதுக்கம் பெரிதாகும் நிலையில்

குடல் தாங்கிகள் (mesentery) குடலுடன் இழுக்கப்படுவதால், வயிற்றில் வலி ஏற்படும். பிதுக்க நோயில் சில அசம்பாவிதங்கள் ஏற்படலாம்.

பிதுக்கமானது அழுத்தினாலோ, படுத்தாலோ சில சமயம் உள்செல்லாது நின்றுவிடலாம். இந்நிலை, உட்புகாப் பிதுக்கமாகக் (Irreducible Hernia) கருதப்படுகிறது. இப்படி உள்ளே போகமுடியாத் தன்மை, நாளாக ஆக, எப்பொழுதாவது அதன் கழுத்து இறுக்கப்பட்டு, அதன் இரத்த ஓட்டம் துண்டிக்கப்பட்டுவிட வாய்ப்பு உண்டு. இது, இரண்டாவது அசம்பாவிதம் ஆகும். இதனை நெருக்கம் (Strangulation) எனக்கூறுவர். இந்நிலையில், வயிற்றில் வலி எல்லாப் பகுதியிலும் பரவும்; பொதுவாகத் தொப்புளைச் சுற்றி அதிகமாகக் காணப்படும். வாந்தி எடுக்கத் தொடங்கும்போது நோயாளி, தனக்குப் பிதுக்கம் இப்பொழுது பெரிதாகத் தெரிகிறது என்று கூறுவார். நோயாளிக்கு இந்நிலையில் உடனடியாக அறுவை மருத்துவம் தேவைப்படும். இன்றேல், குடலழுகி உயிருக்கு ஆபத்து நேரும்.

இங்குவினல் பிதுக்கத்திற்கு அறுவை மருத்துவம் தேவை. சிறு குழந்தைகளுக்குக் குடல் இறக்கத்தை உள்ளே தள்ளி, விரல் போன்ற உறைப் பகுதியை வெட்டித் தைத்துவிட்டால் போதுமானது.

இளைஞர்களுக்கு இந்நோய் ஏற்படுங்கால், உறைப்பகுதியை வெட்டிய பின் பிதுக்கப்பாதையின் குடல் வெளிவரும் வளையத்தினைக் குறுக்கி, தசைகளைக் கெட்டிப்படுத்துதல் வேண்டும். வயதானவருக்குத் தசைகள் வலுவற்றிருக்கும். அந்நிலையில், புரோலின் (Proline), நைலான் போன்ற பொருள்களை உபயோகித்து, திசுக்களுக்குப் பக்கபலம் அளிக்க வேண்டும். இவ்வறுவை சிகிச்சை, துளை அறுவை மருத்துவத்தின் மூலமும் செய்யப்படுகின்றது.

பிதுக்கத்திற்கான இடுப்பு வார்

நுரையீரல், இதய நோய்கள் இருந்து அறுவைசிகிச்சை செய்தால், உயிருக்கு ஆபத்து நிலை அல்லது பிதுக்கம் மீண்டும் ஏற்படும் என்ற நிலை இருந்தால், வார் போட்டுக்கொள்ள வேண்டும். இதைச் சுத்தமாகவும் கிழிந்துபோகாமலும் வைத்துக்கொள்வது அவசியம். படுத்துக்கொண்டு பிதுக்கத்தை முழுவதும் உள்ளே தள்ளிய பிறகு, இதை அணிந்துகொள்ள வேண்டும்.

அறுவைக் கீறல் பிதுக்கம் (INCISIONAL HERNIA)

இது, அறுவை மருத்துவத்திற்குப் பிறகு காணப்படும் பிதுக்கம் ஆகும். அறுவை மருத்துவத்திற்குப் பிறகு ஏற்படும் இப் பிதுக்கத்தின் தொடக்க நிலையில் அறிகுறிகள் காணப்படா. அறுவைசிகிச்சைக்குப் பிறகு அடிவயிற்றின் அடுக்குகளில் பிளவு, அறுவைசிகிச்சை

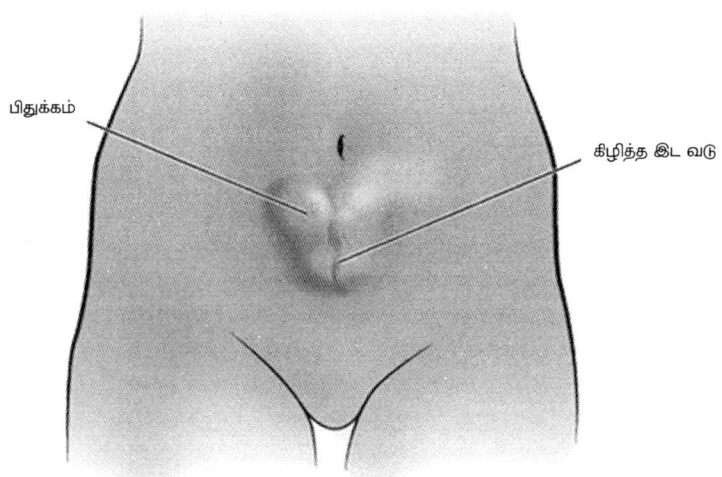

பிதுக்கம்
கிழித்த இட வடு

நிகழ்ந்தவுடன் அல்லது அறுவைசிகிச்சைக்குப் பின் சில நாள்களில் ஏற்படும். தோலில் போடப்பட்ட தையல் விட்டுப்போகாமல் இருப்பதால், தொடக்கத்தில் நோயைக் கண்டுபிடிக்க முடியாது. உடல் பருமன், அறுவை செய்தபின் புண்ணில் இரத்தம் கட்டுதல், சீழ்ப் பிடித்தல், அறுவை செய்தபின் இருமல், அறுவை முறையில் கீறலில் தவறு போன்ற பல காரணங்களால் அறுவைக் கீறலில் பிதுக்கம் ஏற்படக்கூடும்.

இப்பிதுக்கத்தில், குடல் அடைப்பு அரைகுறையாகத் தோன்றும். பிதுக்கத்தில் உள்ள பையில் சில சமயம் கழுத்து சிறிதாக இருந்தால் அல்லது குடல் ஒன்றுக்கொன்று ஒட்டிக்கொண்டால், குடல் நெருக்கம் ஏற்பட்டு அடைப்புத் தோன்றும்.

மீண்டும் சரியாகத் தையல் போடுவது அல்லது அவசியம் இருந்தால் உள்ளே வலை வைத்துத் தைப்பது முறையாகும். அறுவைச்சிகிச்சை மூலமாகத்தான் இந்த நோயைச் செரிசெய்ய முடியும். தற்காலிகமாக அடி வயிற்றில் வார் போட்டுக்கொள்வதால் தசைகள் வலுவிழக்க நேரிடும்.

நடுவயிற்று வெண்ணிறப் பட்டையில் தோன்றும் பிதுக்கம் (EPIGASTRIC HERNIA)

இந்தப் பிதுக்கத்தில் உள்ளுறுப்பு உறைக்கு வெளியே இருக்கும் கொழுப்பு, வெண்ணிற வயிற்றுப் பட்டையைத் துளைத்துக்கொண்டு

வெளிவருகிறது. இதில் சிறு இரத்தக் குழாய்களும் காணப்படும். சில சமயங்களில் ஒன்றுக்கு மேற்பட்ட கொழுப்புப் பிதுக்கங்கள்கூட மேலும் கீழும் காணப்படும். இவை, நடுவயிற்றில் தொப்புளுக்கு மேல் ஏற்படும்.

இப்பிதுக்கம், சிறு பட்டாணி அளவில்தான் முதலில் தோன்றும். பிறகு, வயிற்று உள்ளூறுப்பு உறையை இழுத்துக்கொண்டு கொழுப்புப் பிதுக்கத்துடன் வெளிவரும்.

இப்பிதுக்கத்தில் நோயின் அறிகுறிகள் தோன்றிய உடன் அறுவை மருத்துவம் செய்துகொள்ள வேண்டும்.

தொப்புள் பிதுக்கம் (UMBILICAL HERNIA)

பிறந்தவுடன் தொப்புள் கொடியில் புண் ஏற்படுவதால், தொப்புள் பிதுக்கம் உண்டாகிறது. குழந்தை அழும்பொழுது இது நன்றாகத் தெரியும். ஆகவே, குழந்தைக்குக் குடல் பிதுக்கம் இருந்தால், மூன்று வயது வரை பொறுத்திருந்து பார்க்கலாம். ஏனெனில், குழந்தை தவழ்ந்து செல்லும்பொழுது வயிற்றின் தசை வளர்ச்சி காரணமாக இது தானாகவே சரியாகிவிடும். இதற்கு உதவியாகக் குடலை உள்ளே தள்ளிய பிறகு, துணியில் ஒரு காசை வைத்துத் தைத்து பிறகு அதைக் குடல் வரும் ஓட்டையின் மேல் கட்டுவதுண்டு. வயிற்றில் ஓட்டை ஒரு விரலுக்கு அதிகமானாலும், அடிக்கடி குடல் அடைப்பு வந்தாலும்

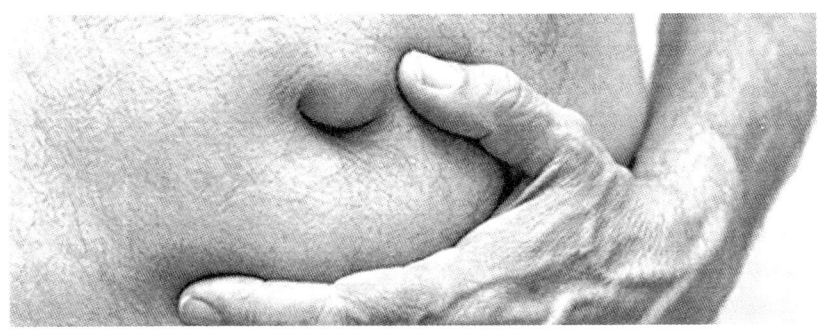

தொப்புள் பிதுக்கம்

அறுவைசிகிச்சை செய்துகொள்ள வேண்டும். வயதானவருள், தொப்புள் பிதுக்கத்தால் ஆண்களைவிட பெண்கள் 5 மடங்கு அதிகமாகப் பாதிக்கப்படுகிறார்கள். இந்நோய், 30 வயதிலிருந்து 50 வயது வரை தோன்றும். உடல் பருமனாக இருப்பவர்களுக்கும் வயிற்றுத் தசைகள் வலுவிழந்து, அடிக்கடி தாய்மை அடைந்தவர் களுக்கும் இது தோன்றும். வயிற்றுத் திரைச்சீலை பையில் ஒட்டிக்

கொள்வதால், பிதுக்கம் வயிற்றினுள் செல்லாது. பிதுக்கம் பெரிதாக இருந்தால் அதனுடைய கனத்தினால் வலி தோன்றும். வயிற்று வலியும் குடல் அடைப்பும், சில சமயங்களில் ஏற்படலாம். இப்பிதுக்கம் நாள்பட்டதாக இருந்தால் தோலின் மேல் புண் ஏற்பட்டு, தோல் வலுவிழந்துபோன பிறகு, உள்ளிருக்கும் குடலில் ஓட்டை விழுந்து மலம் வெளிவரும்.

மருத்துவம்

இப்பிதுக்கத்தில் கழுத்து சிறிதாக இருப்பதால், பையினுள் இருக்கும் உறுப்புகளில் நெருக்கம் காரணமாகக் குடலமைப்பு அதிகமாக ஏற்பட வாய்ப்புண்டு. இதைத் தவிர்க்க அறுவைசிகிச்சை செய்துகொள்ள வேண்டும். நோயாளிகளுக்கு உடல் பருமனைக் குறைத்துக்கொள்ள உடற்பயிற்சி மற்றும் உணவுக் கட்டுப்பாடு தேவை. அத்துடன், இவர்களுடைய இதயம் மற்றும் நுரையீரலில் பழுது உள்ளதா? என்பதையும் அறுவைக்கு முன் கண்டறிதல் வேண்டும்.

மேல் தொடைப் பிதுக்கம் (FEMORAL HERNIA)

இவ்வகைப் பிதுக்கம் பெரும்பாலும் பிறவியில் தோன்றாது. பெண்களுக்கே இவ்வகைப் பிதுக்கம் அதிகமாகத் தோன்றுகிறது. ஆண், பெண்களிடையே தோன்றும் விதம் 1 : 4 ஆகும். எல்லாவிதப் பிதுக்கங்களைக் காட்டிலும் அதிகமாகப் பிதுக்க நெருக்கம் (Strangulation) ஏற்படுவது இவ்வகையில்தான்.

இப்பிதுக்கத்தில், குடல் நெருக்கம் எப்போதும் வர வாய்ப்புகள் இருந்துகொண்டே இருப்பதால், நோயாளி தனக்கு இப்படி ஒரு பிதுக்கம் இருப்பது தெரிந்தவுடன் அறுவைசிகிச்சை செய்துகொள்ள வேண்டும். இங்குவினல் பிதுக்கத்தைப் போல் வார் போட்டுக் கொள்ள முடியாது. ஏனெனில், தொடை மடங்கும்போது நழுவி விடும். அறுவைசிகிச்சையே இந்நோய்க்குக் குணம் தரக்கூடியது.

23. லேசர் (Laser)

பாருக்கு - போருக்கு
ஆளுக்கு - மருத்துவத்திற்கு

Light Amphifiation By Stimulated Emission of Radiation எனும் சொற்றொடரின் முதலெழுத்துகளைக் குறிப்பதே 'LASER' என்னும் சொல். போசவ், போர்சோலா என்னும் சோவியத்தின் இரு பெரும் அறிவியலாளர்கள் இதனைக் கண்டுபிடித்தற்காக 1959-இல் சோவியத் ஒன்றியத்தின் சிறப்புமிக்க "லெனின் விருது" பெற்றனர். லேசரைப் பற்றி போர்சோலாவுடன் ஏறத்தாழ ஐந்தாண்டுகள் ஒத்துழைத்த டவுன்' என்ற அமெரிக்க அறிவியலாளருக்கும் நோபல் பரிசு கிடைத்தது. இவர்களது கண்டுபிடிப்பின் அடிப்படைத் தத்துவத்தை அடிப்படை யாகக் கொண்டு, அமெரிக்காவிலும் மற்றும் சோவியத் ஒன்றியத்திலும் லேசர் நடைமுறைக்கு 1960-இல் அறிமுகப்படுத்தப்பட்டது.

பிளாஸ்டிக், கனிமங்கள், மரம் மற்றும் துணி தொடர்பானவற்றில் தொழில் முறையிலும், மனிதனையும் மற்றும் விலங்குகளையும் பொறுத்த அளவில் நோய்க்கான சிகிச்சை என்ற அளவிலும் லேசர் இன்று பயன்படுத்தப்பட்டு வருகிறது.

திட, திரவ அல்லது வாயு நிலையில் உள்ள ஒரு பொருளை ஒளிக்கதிர் அல்லது மின் காந்தத்திறன் வாயிலாகத் தூண்டினால், அவற்றிலிருந்து வீரியமிக்க சக்தி வெளிப்படுகிறது. அச்சக்தியானது மிகுந்த வெப்பத்துடனும் ஒளிக்கற்றை வடிவிலும் வெளிவரும். லேசர் சாதனத்தின் லேசர் சக்தி வெளிப்படுமிடத்தில், ஒளி பிரதிபலிக்கும் இரு கண்ணாடிகளுக்கு இடையேயிருந்து இவ்வொளிக் கற்றைகள் வெளி வருகின்றன.

லேசர் சக்தியானது எந்தப் பொருளிலிருந்து வெளிப்படுத்தப் படுகிறது? என்பதைப் பொறுத்தும், வெளிப்படுத்தப்படும் அலை வரிசைக்கேற்பவும் வகைப்படுத்தப்பட்டு, குறிப்பிடப்படுகிறது. (எ.கா.) கரியமில வாயு லேசர் (CO_2 - Laser), ஆர்கான் லேசர் (Argon-Laser), என்டியோக் லேசர் (Endyog - Laser) லேசர் கருவியின் செயல்திறன், அது வெளிப்படுத்தும் சக்தியின் அடர்த்தி, அலைவரிசை மற்றும் கண்ணாடி களின் தன்மைக்கேற்ப மாறுபடும்.

உடலில் லேசர் வேலை செய்யும் முறை

லேசரிலிருந்து வெளிப்படும் ஒளிக்கற்றையில் வெப்பம், திசுக்களை அழிக்கவல்லது. இவ்வாறு லேசர் ஒளிக்கற்றையினால் தாக்குறும் திசுக்கள் வீக்கமுறுகின்றன. அவற்றில் உள்ள புரதம் உறைந்து விடுகிறது. திசுக்கள் சுருக்கமடைந்துவிடுகின்றன. செல்லிலுள்ள திரவமும் கொதிநிலை அடைகிறது. சிகிச்சைக்கு உட்படுத்தப்படும் பகுதி தவிர, அருகாமையில் உள்ள திசுக்கள் ஓரளவு பாதிப்புக் குள்ளாகின்றன. எனினும், சிகிச்சைக்கு உட்படுத்தப்படவேண்டிய பகுதியின் ஆழத்தில் உள்ள திசுக்களை மட்டும் ஆவியாக்குவதன் மூலம் மற்ற திசுக்களுக்கு ஏற்படும் பாதிப்பைப் பெருமளவு தவிர்க்க முடியும் என்பதோடு அறுவைசிகிச்சையின் பொழுது ஏற்படும் இரத்த ஒழுக்கு தடுக்கப்படுகிறது. லேசரைக் கொண்டு, குறிப்பாகப் புற்று நோய்க்கான செல்களை மட்டும் ஊடுகதிர் சிகிச்சை முறைப்படி அழிக்க முடியும். அமெரிக்காவில் உள்ள கலிபோர்னியா பல்கலைக் கழகம், பேக் பென் லேசர் மருத்துவமனையில் இச்சோதனையை நடத்தியது. ஹிமோடாபார்பைரின் எனும் சிவப்புநிறச் சாயத்தைப் புற்றுநோயால் வாடும் நோயாளிகளின் உடலில் செலுத்தினார்கள். இச்சாயம், குறிப்பாகப் புற்றுநோய்ச் செல்களை மட்டும் அடைந்தது. சுமார் 72 மணி நேரத்திற்குப் பின்னர், நீலநிற வெளிச்சத்தை ஆர்கான் லேசர் துணையுடன் நோய்க்கேற்ப தோல் வழியாகவோ அல்லது உறுப்பு உள்நோக்குக் கருவி வாயிலாகவோ செலுத்தினார்கள். சிவப்பு நிறச் செல்கள் காணப்பட்டன. சோதனையில், இச்செல்கள் யாவும் புற்றுநோய் செல்கள்தான் என்றும் கண்டறியப்பட்டன. இவ்வாறு கண்டறியப்பட்ட புற்றுநோய் செல்களின்மீது மீண்டும் ஆர்கான் லேசர் மூலம் ஒளி பாய்ச்சினார்கள். சிவப்பு நிறமேற்ற புற்றுநோய்ச் செல்களின் உறைகள் அழிக்கப்பட்டதுடன், சில வேதியியல் மாற்றங் களும் நிகழ்ந்தன. புற்று செல்கள் மட்டும் அழிவுற்றன. இம்முறையில் சுமார் 1000 புற்று நோயாளிகளுக்குச் சிகிச்சை அளிக்கப்பட்டது. இவ்வாறான சிகிச்சை தற்போது நடைமுறையில் உள்ள அறுவை, ஊடுகதிர், மற்றும் வேதியியல் மருத்துவம் போன்றவற்றைவிட சிறந்ததாகக் கருதப்படுகிறது. எனெனில், லேசர் முறையில் மிகக் குறைந்த தொடர் விளைவுகளே ஏற்படுவதுடன் வலியில்லாமல் மிகப் பாதுகாப்பாகவும் சிகிச்சை செய்ய முடிகிறது. நோயாளியை உணர்விழக்கச் செய்யவேண்டிய செலவும் மிகக் குறைந்த அளவே ஆகும்.

இரத்தக்குழாயில் உள்ள இரத்தப் படிவுகளை லேசர் முறைப்படி அகற்றுவதை மருத்துவமனைகளில் குறைந்த செலவில் செய்ய முடியும். லேசர் உதவியுடன் ஒரு செல்லைக் குறிப்பிட்ட அளவுக்குத் திறக்கவும் பிறகு மூடவும் கண்டுபிடிக்கப்பட்டுள்ளது.

கண் புரை அகற்றும் அறுவையின்பொழுது, அதன் பின்புற உறையை வெட்டித் திறக்கவும் லேசர் முறை சிகிச்சை துணை செய்கிறது.

காது, தொண்டை அறுவை

குரல்வளையில் உள்ள தசை நாண்களில் உண்டாகும் கட்டி, புற்று ஆகியவற்றை அகற்றவும், குரல் வளை மூச்சுக் குழல் குறுக்கத்தை வெட்டிவிடவும் பயன்படுகிறது. செவிட்டுத் தன்மையை அகற்றிச் செவிப்புலனைச் சீர்செய்ய செவியில் உள்ள ஸ்டெப்பிட் எலும்பு அகற்றும் அறுவை, செவிப்பறை (Eardrum) சீர்படுத்தும் அறுவை ஆகியவற்றுக்கும் பயன்படுகிறது.

தோல் மருத்துவம்

தோல் நிறமிப் புற்று, மரு, இரத்தக் கட்டி, சிவப்புநிறப் பிறவி வடுக்கள், இரத்தக்குழாய் மாறுபாட்டு நோய் ஆகியவற்றுக்கும் மிகுந்த அளவு பயன்படுகிறது.

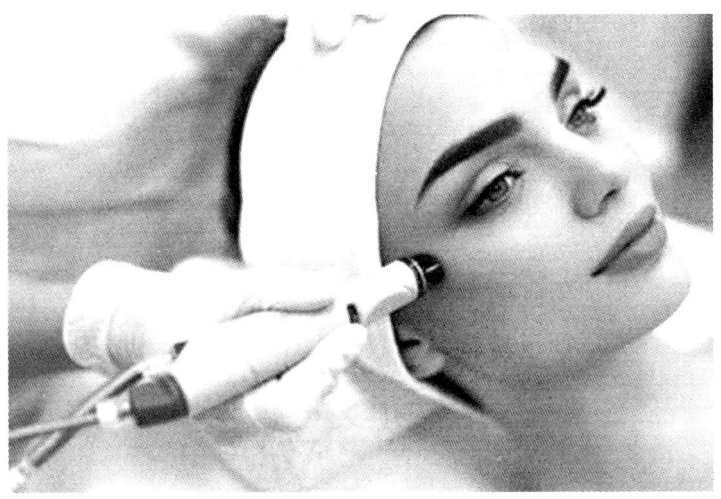

லேசர் மருத்துவம்

மகளிர் நலவியல் துறை

ஏனைய மருத்துவப் பிரிவுகளைப் போலவே மகளிர் நலவியலிலும் லேசர் பெரும்பங்கு வகிக்கிறது. கருப்பை வாய்ப்புற்று, புணர்வாய்ப் புற்று, மரு, கருக்குழாய் குடும்பக் கட்டுப்பாட்டு அறுவை, குழந்தை பெறா நிலைக்கான சில நோய்களை வயிற்று உள்நோக்குக் கருவி மூலம் சரிசெய்யும் மருத்துவம் ஆகிய நிலைகளில் லேசர் கை கொடுக்கிறது.

இவையன்றி வயிற்றின் வேறிடத்தில் கருப்பைத் திசு உள்ள பொழுது அவற்றை அகற்றவும் உதவுகிறது.

இரைப்பை குடல் மருத்துவம்

இரைப்பைக் குடல் பகுதியில் ஆர்கான் அல்லது யோக் லேசர் துணையுடன் இரைப்பையில் ஏற்படும் இரத்த ஒழுக்குக் கட்டுப்படுத்தப் படுகிறது. இவ்வாறான இரத்த ஒழுக்குக்குப் பெப்டிக் அல்சர் என்ற வயிற்றுப்புண் அல்லது இரத்தக்குழாய் மாறுபாடு ஆகியவை காரணமாக இருந்தாலும் லேசர் துணையுடன் இரைப்பை உள்நோக்குக் கருவி வாயிலாக இரத்த ஒழுக்கைக் கட்டுப்படுத்த முடியும். மேலும், உணவுக்குழாய்ப் புற்றினை அகற்றும் அறுவை, ஈரல் அறுவை, தொங்கு தசை அறுவை போன்றவற்றிற்கும் மற்றும் உள்மூலத்திற்கும் ஏற்றதாக உள்ளது.

கண் அறுவை மருத்துவம்

கண் அறுவை மருத்துவத்தில் மிக வியப்பான செய்தியாக லேசரின் பங்கு குறிப்பிடப்படுகிறது. கண்ணின் நிறமிலா மெல்லிழையைத் தொடாமலேயே கண்ணின் உட்புற நோய்களுக்கு சிகிச்சை அளிக்க லேசரின் துணையிருந்தால் முடியும். நீரிழிவு நோயாளிகட்கு ஏற்படும் விழித்திரை மாறுபாடுகளை அவர்கள் நிரந்தரக் குருடர்களான மாறாமல் தடுக்கும் வகையில் சரிசெய்ய முடியும். நோயினால் விழித்திரை, கிழிபடும்பொழுது, தானாகவே விழித்திரை மேலெழும்பு வதையும் தடுக்கவியலும்.

பொது அறுவை மருத்துவத்திலோ, மலக்குடல் புற்று, நுரையீரல் புற்று, சிறுநீர்ப்பைப் புற்று போன்றவற்றிலோ அவற்றுக்குப் பயன்படும் உள்நோக்குக் கருவி வாயிலாகத் (Endoscope) தற்காலிக சிகிச்சை வழங்கிட இயலும்.

லேசர் முறையின் சிறப்புகள்

1. குறிப்பிட்ட அளவுக்கு, குறிப்பிட்ட திசுக்களை மட்டும் குறைந்த அளவே இரத்த ஒழுக்குடன் அகற்றுவதால், தொடர் விளைவுகள் மற்றும் பிற திசுக்களுக்கான பாதிப்பு ஆகியன கணிசமான அளவுக்குக் குறைகிறது. நடைமுறையில் பயன்படும் சூட்டுக்கோலுடன் ஒப்பிடுங்கால், லேசர் முறை மிகக் குறைந்த அளவே பிற திசுக்களைப் பாதிக்கிறது.

2. உள்நோக்கிக் கருவிகள், நுண்நோக்காடி போன்றவற்றின் துணையுடன் சிகிச்சையளிக்க முடிகிறது. லேசர் கருவிகளுக்கும் பாதிப்புக்குள்ளான நோய்ப் பகுதிக்கும் நேரடித் தொடர்பு தவிர்க்கப் படுகிறது. இதனால் நுண்கிருமிகள் பாதிப்பு குறித்து அஞ்சவேண்டிய தில்லை.

சில குறைகள்

லேசர் ஒளிக்கதிர் அறுவை மருத்துவர், பார்வையாளர் மற்றும் நோயாளி ஆகியோருக்குப் பாதுகாப்பு குறைவு நேருமிடத்து, மிக எளிதில் கேடு விளைவிக்கும். எளிதில் லேசர் கருவிகள் தீப்பற்றும் தகைமையனவாகும். எனினும், இக்குறைகள் மெல்ல மெல்ல களையப் பட்டுவருகின்றன.

லேசர் முறை சிகிச்சை குறிக்கத்தக்க அளவில் முன்னேற்றம் கண்டு நீண்டகாலம் மருத்துவமனையில் தங்கி சிகிச்சை பெறவேண்டிய நோயாளிகளை வெளி நோயாளியாகவே சிகிச்சை பெற்று நலமளிக்கும் நாள், நாளுக்கு நாள் அதிகரித்துவருகிறது.